全国中医药行业高等教育“十四五”创新教材

U0869064

一灵砭术系统辨治纲要

主　审　祝世讷　宋振虎
主　编　马淑然　薛公佑

全国百佳图书出版单位
中国中医药出版社
·北　京·

图书在版编目（CIP）数据

一灵砭术系统辨治纲要／马淑然，薛公佑主编．—
北京：中国中医药出版社，2024.6
全国中医药行业高等教育“十四五”创新教材
ISBN 978-7-5132-8317-5

Ⅰ.①一… Ⅱ.①马… ②薛… Ⅲ.①砭刺法-中医
学院-教材 Ⅳ.①R245.31

中国国家版本馆 CIP 数据核字（2023）第 138597 号

融合出版数字化资源服务说明

本书为融合出版物，其数字化资源在全国中医药行业教育云平台“医开讲”发布。

资源访问说明

1. 扫描右方二维码下载“医开讲 APP”注册登录。
2. 首页搜索本书，单击进入书籍详情页。
3. 点击“立即购买”，选择“全部”，点击“选择支付”（0.00 元），显示支付成功。
4. 点击 APP 首页的“扫图”，扫描书内二维码，即可访问相关数字化资源

中国中医药出版社出版
北京经济技术开发区科创十三街 31 号院二区 8 号楼
邮政编码 100176
传真 010-64405721
河北品睿印刷有限公司印刷
各地新华书店经销

开本 787×1092 1/16 印张 6.75 彩插 3 字数 215 千字
2024 年 6 月第 1 版 2024 年 6 月第 1 次印刷
书号 ISBN 978-7-5132-8317-5

定价 48.00 元
网址 www.cptcm.com

服务热线 010-64405510
购书热线 010-89535836
维权打假 010-64405753

微信服务号 zgzyycbs
微商城网址 https://kdt.im/LIdUGr
官方微博 http://e.weibo.com/cptcm
天猫旗舰店网址 https://zgzyycbs.tmall.com

如有印装质量问题请与本社出版部联系（010-64405510）

全国中医药行业高等教育“十四五”创新教材

《一灵砭术系统辨治纲要》编委会

主　审

祝世讷　宋振虎

主　编

马淑然　薛公佑

副主编

石中玉　刘雷蕾　王乐鹏　秦子舒

编　委

孙一珂　刘瑄慈　朱　佩　郝瑞森

张海蓉　张亚鹏　孙　霄　祝广钦

王若冲　肖　遥

内容提要

系统中医学是中医学与现代系统科学（复杂性科学）的交叉学科，由山东中医药大学祝世讷教授开创，它以中医系统论为理论基础，是中医运用现代系统科学（复杂性科学）进行创新发展的新兴学派。砭石疗法是中医学最古老的治疗技术之一，在古代曾经失传，经过当代耿乃光、谷世喆等学者们的考证研究，砭石疗法再度复兴，产生了诸多流派，其中包括北京一灵砭术中医医学研究院院长宋振虎总结发挥出的“一灵砭术”流派。“一灵砭术”流派的理论框架与中医系统论相契合，验之于临床可取得极佳疗效，本书以“一灵砭术”体系为主干，采当代诸家砭石疗法流派所长，应用中医系统论对砭石疗法的诊疗理论与取效机制进行阐发。本书上编讲解砭术基础理论，包括砭石疗法的系统学依据、治疗理论、诊断理论、操作手法，下编从系统科学中关系实在论的角度重新梳理人的病理状态，力图简化对人体病机的认识，以此为据讲解砭石疗法诊疗疾病的常规套路。本书内容严谨，语言精练，讲解内容包括哲学理论、科学理论、临床技术三个层次，既可帮助读者深入领悟中医系统论原理，也可以为读者学习砭石疗法提供门径，建立起相对完备的知识体系，适合广大中医药师生及相关研究人员阅读参考。

前言

本书是为高等中医药院校开设系统中医学砭石疗法这门课程而编写的，内容以现代砭石疗法“一灵砭术”流派的诊疗理论为主干，力求综合各家砭石疗法之所长，以中医系统论原理对砭石疗法的作用机制、诊疗理论进行阐发，介绍了砭石疗法的基础手法、常见砭石工具，以及砭石疗法的临证思路与常规手法套路，是用中医系统论解读砭石疗法的开山之作，属于系统中医学研究向临床实用拓展的一个新的探索。

予担任本书第一主编，为1988年首届攻读中医系统论专业硕士研究生，现任北京中医药大学博士研究生导师；担任本书第二主编的是予之弟子、“一灵砭术”流派传人、北京中医药大学中医学学士、华侨大学科学技术哲学硕士薛公佑。本书由系统中医学研究创始人、山东中医药大学教授祝世讷，以及“一灵砭术”流派创始人、北京一灵砭术中医医学研究院院长宋振虎担任主审，分别审定本书的中医系统论与砭石疗法内容。

本书主要内容分为上下编两部分。上编基础理论部分包括五章内容，分别是总论、砭石疗法的系统论依据、砭石疗法诊断理论、砭石疗法治疗理论、砭石疗法手法。下编临床证治部分包括六章内容，分别是肝系病证、心系病证、脾系病证、肺系病证、肾系病证、肢节皮肤病证。书末为附录，包括《砭经》、砭石理化性质数据、常用穴位、病案举例、常见痧象图谱、常用砭具图谱等。《砭经》内容中有些传统符卦内容，仅为原本录入，读者当科学对待。

本书的特色：一是理论现代化。本书用现代系统中医学原理阐述砭石理论与治疗机制，使古老的砭石理论上升到现代水平。二是图文并茂。本书附有大量图片和图表，图文并茂，便于理解和记忆。三是易学易懂。本书在关键操作手法上，配有操作视频，便于教学，也便于自学。

本书各章的执笔分工为：马淑然，第1、2章；薛公佑，第3、4、5、6章的主要内容；秦子舒，第7章；王乐鹏，第8章；孙一珂，第9章；刘雷蕾，第10章；朱佩，第11章；刘瑄慈、石中玉，第4章中问诊、切脉与闻诊部分内容；郝瑞森，第5章的操作类手法的部分内容。其他参与编写人员还有：张海蓉、张亚鹏、孙霄（负责附录部分的整理与校对）、祝广钦（负责本书视频画外音的录制）、王若冲、肖遥（负责书稿全部校对）。本书内的手法视频由宋振虎院长操作，姜天宝完成录制。在本书编写出版工作中，中国中医药出版社给予了热情的支持和帮助，谨此致谢！

本书是运用系统中医学原理探索古老砭石疗法理论与机制的处女作，由于作者水平有限，如有错误纰漏之处，恳请同道不吝赐教。“他山之石，可以攻玉”，愿这系统中医学在临床应用方面的第一锨土，能够迎来中医学现代化、系统化发展的壮丽春天！

马淑然

2024年春

于北京中医药大学

目　录

上编 基础理论

第一章 总 论

第一节 砭石疗法源流概述

砭石疗法，简称砭术，是在中医学理论的指导下使用砭石来治疗疾病的医疗方法。

现存最早的有关于砭石疗法的描述，记载于《黄帝内经》之中。《素问·异法方宜论》记载了砭石疗法的来源，曰：

“故东方之域，天地之所始生也。鱼盐之地，海滨傍水，其民食鱼而嗜咸，皆安其处，美其食。鱼者使人热中，盐者胜血，故其民皆黑色疏理。其病皆为痈疡，其治宜砭石。故砭石者，亦从东方来。”

这段经文中的“砭石”指的是砭术，而非单指砭石这种石材，经文一方面讲了砭石疗法来自东方，另一方面也暗示了砭石疗法的治病机理：东方为天地始生之处，即是阳气生发之处，东方映于肝脏，肝主疏泄人体气机，即调整能量的循行，当肝之疏泄失常，气机不得枢转，则易气郁化火，损伤形体，发为痈疡。而砭术治疗的主要机制便是推动人体气机的运行，消除瘀滞。

《素问·病能论》的记载进一步明确了砭石疗法的适应病机，曰：

“夫气盛血聚者，宜石而泻之。”

这即是说砭石疗法适宜消除瘀滞，通畅气血，凡有气血瘀滞者，皆宜使用砭石疗法，所以砭石疗法适用范围并非只局限于痈疡这一种疾病。

砭石疗法在历史上曾经历过失传。其失传的时间大致可以定位在东汉至唐朝。淳于意是西汉时期的名医，《史记》中记载他不仅是一位名医，更是一位医学教育家，他所传授的医术之中就包含砭术；而在记录东汉名医华佗事迹的《后汉书·华佗列传》中，只提及华佗精于药、针、灸，并首创了外科手术，未见到有关砭术的记载。至唐代，又有记载称学者颜师古曾感叹说：“古者攻病则有砭，今其术绝矣。”故砭术的失传时间应定位于东汉至唐朝这一段时期①。

砭石的珍贵难寻乃是砭术失传的重要原因。东汉大学者服虔曾说："季世复无佳石，故以铁代之尔。"在砭术失传后，民间寻找了其他的材料代替砭石进行治疗，如牛角、铜板等，演化出了刮痧疗法、拍痧疗法、温石疗法。

现代砭石疗法研究起始于古代砭具的出土。20世纪60年代，山东省大汶口与日照等地出土了虎符及锛刀型砭石。1963年，内蒙古自治区多伦旗头道洼新石器时代遗址出土了一枚长4.5cm、一端扁平呈半圆形刀状、另一端呈锥状的砭石②。1978年，华东地区出土一套春秋时期的泗滨编磬③。这些古代砭具的出土引起了学界对砭石的关注。学者们认为，以砭石制成的磬被称为"泗滨浮磬"，用它制成的医疗工具即为砭石，鲁西南地区的"泗滨浮石"即是做砭石的最好材质。后经研究人员的探索，终于再次找到了与出土砭具材质相同的矿石。

当代学者耿引循④考证砭石的起源说："6500万年前，一颗陨星撞击了鲁西南地区，在爆炸后高温、高压、等离子的环境中，星际物质与地表岩层相互交融、渗透形成浮石，即泗滨浮石。"泗滨浮石即是砭石，中国科学院、核工业部、国家地震局等研究单位的学者研究证明，砭石具有普通的石材所不具备的理化性质，可以"加快人体血液运行，提高人体局部温度，产生高频率脉冲"，非寻常石材所能替代。在过去，砭石曾被单纯理解为用以割痈排脓的尖锐石头，这是对砭石的误解。

新砭石的发现使得砭石疗法由此再度兴起，相关的学术著作出版，相关学术研讨会也多次召开，形成了诸多手法流派。一灵砭术即是现代砭石疗法的诸多流派之一，是由北京一灵砭术中医医学研究院院长宋振虎在20余年的从医生涯中逐渐摸索总结而来一套砭石治疗技术，以其独特的治疗手法而著称于业内，为彰显其手法特点，将之命名为"一灵砭术"。一灵砭术的诊疗思路和治疗手法与系统中医学理论相契合，这正是笔者以一灵砭术理论为基本脉络，从系统中医学角度对砭石疗法的理论框架做诠释梳理的主要原因。

第二节　砭石疗法的基本特点

砭石疗法的基本特点概括来讲共有五点。

一、系统思维，章法有度

重视人体的系统属性是砭石疗法的总特征。人体是一个关系的集合体，是一个元整体，即分化系统，人体系统内部各组分之间、人体系统与外环境之间广泛存在着复杂的

---

① 耿乃光，范业伟．砭术疗法［M］．北京：中国医药科技出版社，1998.

② 叶又新．早期锥形砭石－砭石形刺初探之二［J］．山东中医学院学报，1986，10（1）：48－55.

③ 于娟，耿引循．传统砭石疗法在风湿病康复中的作用探讨［G］//中国针灸学会砭石分会．第二届全国砭石疗法学术研讨会论文集，北京：2004：15.

④ 耿引循，谷世喆．实用砭石疗法［M］．北京：学苑出版社，2014：12.

联系。砭石疗法通过从人体外部（皮－脉－肉－筋－骨）进行刺激，输入信息，来调整人体系统的整体状态。这种疗法以上病下治、左病右治，脏病治腑、腑病治脏，从阴引阳、从阳引阴等理念为治疗原则，依据对人体系统关系状态的把握，选定施术的部位，确定部位间的次序，调整手法力度的强弱和作用层次的深浅，进而调整机体形－气－神（物质－能量－信息）之间的关系，以通畅人天的物质－能量－信息交换，实现维持人体系统稳态，提高人体系统有序度的目的。

二、起效迅速，不易复发

人身的实体性病变是由于人体内在关系的失调而逐步引发的，人体内在关系的失调多因不良生活习惯和生活环境不佳所致，从关系病导致的功能病过度到人身实体性病变（即器质性病变）是一个长期过程。砭石疗法通过对人身五体（皮－脉－肉－筋－骨）系统间关系的调整，来消除实体性病灶及其潜在的诱发因素——导致实体性病变的关系网失调，其疗效较对症治疗和药物治疗而言更加迅速、稳固，往往治疗一次便可见到显著效果。

三、内病外治，引邪外出

人体是一个内外通应的元整体，其中存在着广泛而复杂的联系，体现为人体的功能和实体结构。人体内在功能的状态会反映于体表，而体表受到刺激也会反馈于体内的活动。医生通过对人体外在信息的收集与整合，判断患者机体当前的整体内在关系状态，通过砭石对体表进行刺激来对人体系统输入信息，调节人体系统内在的关系系统（经气、气血、气津、津血、脏腑、经络等），从而实现内病外治、引邪外出。不仅适用于身体表层的疾病，也可广泛应用于多种内、妇、儿、五官、精神科疾病的调理。

四、手法丰富，应变灵活

砭石疗法的常用手法共有 21 种。分为心法类技法（8 种）：补法、泻法、寻法、顺法、截法、感法、温法、凉法；操作类手法（13 种）：压法、滚法、擦法、刺法、划法、叩法、刮法、拍法、揉法、振法、拔法、闻法、挝法。不同手法作用于人体后所产生的信息效应不同，分别适用于不同特点的病症，适应范围广。医者还可以依据医疗实际，灵活创造新手法。

五、砭具多样，因证制宜

砭石疗法的取效与砭石本身的作用密不可分，前辈学者发明了多种砭石工具，以便治疗手法的灵活运用，处理不同类型的疾病。常用砭具包括砭板、砭尺、砭锥、砭笔、砭砧、砭棍、砭滚、砭球、砭梳、砭磬及砭石床等。亦有适合长期佩戴的砭石首饰与用具，如砭石手链、砭石项链、砭石吊坠、砭石眼罩等等。《素问·宝命全形论》曰：

“故针有悬布天下者五，黔首共余食，莫知之也。一曰治神，二曰知养身，三曰知毒药为真，四曰制砭石小大，五曰知腑脏血气之诊。”

此段经文中的“针”指的是治疗的原则。治病之法一为调神，二为自知修养其身，三为了解药材之性质，四为制作适宜的砭石器具，五为明了人体系统的运行规律。这段经文一方面暗示了砭石是当时的常用治疗工具，另一方面也表示了使用适宜的砭石工具的重要，即所谓“工欲善其事，必先利其器”。

第三节 砭石疗法的适应证与禁忌证

一、适应证

砭石疗法的基本作用乃是调畅气机，消除人体内的瘀滞，促进人体内外能量、物质与信息的循环交通，主要的作用靶点是人的五体系统。

以西医学的疾病谱分类为据，砭石疗法典型适应证有如下几类。

1. 内科病症 感受各种外邪引起的感冒、发热、头痛、咳嗽、呕吐、腹泻及中暑等外感疾病；急慢性支气管炎、肺部感染、哮喘等呼吸系统疾病；冠心病、高血压等心脑血管疾病；急慢性胃炎、肠炎、便秘、腹泻等消化系统疾病；糖尿病、血脂异常等杂症。

2. 外科病症 坐骨神经痛、肩周炎、落枕、慢性腰痛、风湿性关节炎、类风湿关节炎、骨质增生、腰椎间盘突出、脊柱侧弯、强直性脊柱炎等。

3. 儿科病症 营养不良、食欲不振、生长发育迟缓、小儿感冒发热、腹泻等。

4. 五官科病症 牙痛、鼻窦炎、咽喉肿痛、视力减退、弱视、青少年假性近视、急性结膜炎、耳聋、耳鸣等。

5. 妇科病症 痛经、闭经、月经不调、乳腺增生、不孕症、产后病等。

6. 皮肤科病症 荨麻疹、痤疮、湿疹、皮肤瘙痒等。

7. 精神类病症 失眠、抑郁症、躁郁症、自闭症等。

二、禁忌证

砭石疗法主要作用在皮肤表面，并有一定的按压力，在某些情况下为了避免医疗损伤应慎用或禁用。典型禁忌证如下。

1. 有出血倾向的疾病 血小板减少症、白血病、过敏性紫癜症，不宜用能够出痧的方法，宜用感、擦、揉、滚、温、闻等比较柔和的方法，如出血倾向严重者应暂不用此法。

2. 新发的骨折 患部在恢复期用砭术的感法可以促进骨折的愈合，不宜实施砭术的其他砭术方法，需待骨折愈后方可在患部实施较轻的治疗方法。

3. 化脓性炎症 渗液溃烂的局部皮肤表面及传染性皮肤病的病变局部禁用，可在皮肤破损处的周围进行治疗。

4. 其他 女性妊娠期腰胯部禁用较重手法，躯干部禁用较重的拍法。

第四节 砭石疗法的学习方法

砭术虽然看似操作比较简单，但要想穷尽其中精妙之处，仍然要下很大功夫，概而言之，主要有四个学习方法。

一、熟悉理论，善于推理

学习中医讲究“知其要者，一言而终；不知其要，流散无穷”（《素问·至真要大论》）。本书与此前相关著作着重介绍某一病名所指称疾病的具体治法不同，主要强调了中医认识人体健康与疾病的基本思维，以人体系统关系状态的变动为着眼点，不为病名所拘束，这就需要读者对书中理论多加体会，以联系实际。本书下编各章中疾病的总论部分是由理论层面进入到实践层面的学习重点，在其之下的疾病举例是为方便读者学习而提供的范例，可供读者参考。

二、勤练手法，紧扣要领

正确的手法是砭术治疗取效的关键之一，要将手法练习至纯熟境界，非一日之功，需要多加练习，练习手法时还需要紧扣手法的要领，用正确的方法进行训练。总的要点可概括为以下三点。

1. 凝神定气，用心施术 孙思邈在《大医精诚》中写道：

“凡大医治病，必先安神定志。”

医者在对患者进行治疗时，所调整的并不仅仅只是患者的身体，还有患者的精神情志，强调“以神会神”，充分感知患者的状态。这就要求医者先调整好自己的状态，稳定情绪，专一思虑，守住自身的正气。否则，便不易对患者的身体状态有充分地感知，甚至会被患者的不良情绪所诱导，致使自身医术无法彻底发挥。

目前现存最早的讲解砭石疗法的著作《砭经》，也强调了安神定志的重要性：

“已述砭之效。

一曰符。先画符以镇其气。（符略）

二曰咒。次诵咒以肃其神。（咒略）

三曰方。再配方以取其效。（方略）

述砭之效，而举符咒，非迷信也，非神秘也，新法所谓精神治疗也。盖天人一体，感应之每有不可思议，至诚如神，不吾欺也。”

《砭经》中的咒被称作“砭砭咒”（详见附录1《砭经》），有安神定志、静气凝神之效，医者可以在进行砭术治疗时持诵，也可以将咒语教给患者，共同持诵。

注：从现代科学角度看，砭砭咒可以视作一种精神暗示。医者与患者在治疗时也可以选择默念或诵读“皮薄、脉通、肉松、筋柔、骨正、神充，一气周流身轻松”之类的言语，给自身积极、正向的精神暗示。

2. 形体中正，沉肩坠肘 形体中正、沉肩坠肘是所有手法共同的要领，需要时刻谨记。这两处要领做到后才能实现整体发劲、柔和渗透的目标。此外，也只有掌握并做到这两点要领，才能够在长时间的治疗中不对施术者自身造成损伤。

3. 循序渐进，分步练习 砭术手法之间存在演化关系，先练好基础手法，再去练习其衍生出的高级手法，往往可以起到事半功倍的效果。

第一层次的基本手法是感法。它是所有砭术操作类手法的基础。练习要义是熟悉砭石的性质，建立与砭具间的联系，多使用砭具、勤奋练习砭术手法即可提高感法造诣。

第二层次的基本手法是叩法、擦法、压法与闻、扻法。叩法是拍打类手法的基础，各种拍法都由叩法演化而来。擦法是摩擦类手法的基础，刮法、揉法、滚法、划法等摩擦类手法皆从擦法演化而来。压法是点按类手法的基础，刺法、振法、拔法皆从压法演化而来。先将叩法、擦法与压法练习精熟，可以为其他更高级手法的练习打下良好基础，以便迅速提高水平。(图 1 –4 –1)

此外还有闻法与扻法，是砭石疗法中的两种音乐疗法，即通过听闻砭石演奏的音乐来调理疾病的方法，以感法为基础。

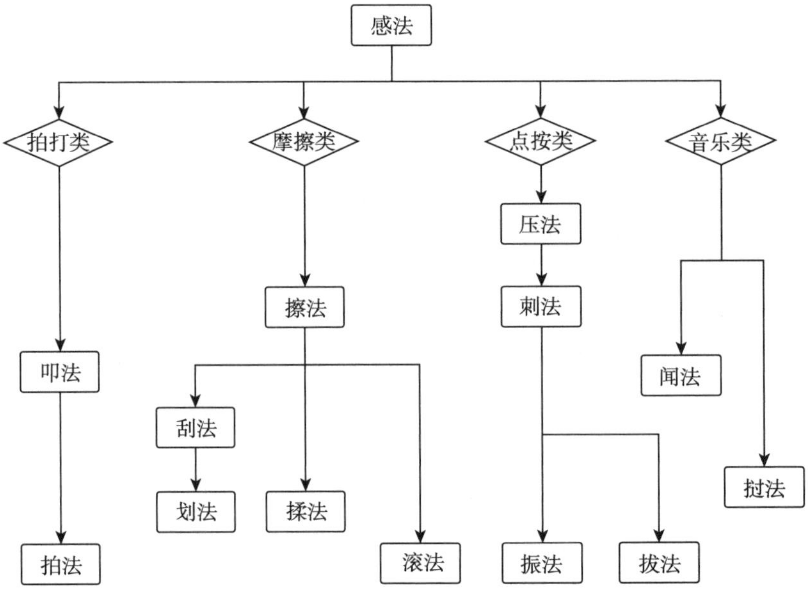

图 1 –4 –1　操作类手法关系

4. 勤学苦练，熟能生巧 充足的练习量是任何手艺入门的基础，古人谓之“熟能生巧”。学者要想精通某一砭术手法，需要保证对该手法每日至少一个半小时的专注练习，一般持续半月可掌握基本技巧，而后每日至少练习半小时，长期坚持，不断提升境界。

三、勇于实践，知行合一

古人说“纸上得来终觉浅，绝知此事要躬行”，中医学是一门实践的学问，并非虚无缥缈的空谈，读者在阅读本书后需要在实践中进行验证，才能真正掌握砭术并理解中医系统论原理。比如说诊断技术中的切诊技术，必须要通过多次亲手触摸患者的横络病灶才能够熟练地对其进行辨识，又比如望诊技术，唯有多注意观察人们的神色状态和形体状态，才能够将书中所写的知识灵活应用于医疗实践。

四、博览群书，古今兼蓄

砭石疗法植根于传统中医学理论，本书力图用现代中医系统论原理来解读砭石疗法的作用机制，以期促进中医学与其他现代学科间的交流，但是这并不意味着本书要抛弃中医经典的智慧，古人的经筋理论、经络理论等理论创见，皆是中医系统论创立的基石，读者在学习本书之余仍需广泛学习经筋、经络等传统中医学理论、西医学的解剖学理论，以及现代系统理论，从而增长见识，提高临床水平。

第二章 砭石疗法的系统论依据

本章主要讲述砭石疗法理论在中医系统论原理方面的理论依据，提炼砭石疗法理论的特征并结合中医系统论原理来阐明其意蕴，是中医系统论原理与砭石疗法理论间的过渡部分。读者学习本章内容既有助于加深对系统中医学基础理论的理解，也有利于加深对砭石疗法作用机制的领悟，为砭石疗法的学习及其在临床中的应用提供方向性指导。

第一节 人天交通是人生命之源

砭石疗法以促进人天之间物质－能量－信息交换的顺畅为治疗的着眼点，以维持人体系统稳态、提高人体系统有序度为治疗的根本目的。砭术在理论格局和特征上的系统论依据主要涉及中医系统论的“元整体原理”和“天生人原理”。

中医系统论的元整体原理①可以表述为：人是分化系统，具有元整体性，对人的健康与疾病的考察和调节必须遵循人的分化发生机制和元整体特性。

天生人原理②可以表述为：人是宇宙（天）分化而生的子系统，天为母，人为子，人天相应。

这两个原理可以合并表述为：人与宇宙（天）是一个无法分割的分化系统，人是宇宙（天）的一部分。

具体内涵有两点：第一，人和宇宙是一个整体，人无法脱离与宇宙万物的联系独立存在；第二，人体内部的各种组织结构，如五体（皮、脉、肉、筋、骨）、五脏（肝、心、脾、肺、肾）、六腑（胆、胃、大肠、小肠、三焦、膀胱）、十二经脉等，本质上也都是不可分割的整体。

天人是一个元整体，是一个分化系统，这一认识可以在现代宇宙学和量子物理学研究的成果中找到根据。宇宙学研究认为，我们所处的宇宙及万事万物起源于几十亿年前的一个原始火球的大爆炸；量子物理学的研究发现，组成万物的基本粒子实际“不存在、不基本”，微观粒子是由无形而连贯的能量场激发而生成的，这种认识与我国古代气论中“通天下一气耳”的论断——认为天地万物皆是连贯的一气所化——不谋而和。

天人本一既有演化的历史性证据，也有实验的现实性证据，这一客观事实意味着天地万物之间存在着普遍的联系。生命系统通过从外环境摄取负熵，并向外环境排除系统

① 马淑然. 中医系统论原理［M］. 北京：中国中医药出版社，2021：92.

② 马淑然. 中医系统论原理［M］. 北京：中国中医药出版社，2021：120.

内部产生的熵，从而维持系统自身的有序性。人作为生命系统，通过从自然界摄取饮食物，排除身体产生的糟粕，来与外环境进行物质能量交换，并整理外环境所反馈的信息，调整自身行为，营造适合自身生活的环境，从而提高自身的系统有序度，维持自身稳态。因人天乃是不可分割的元整体，故人长期所处的外环境的状态可以反映在人体系统的整体功能状态（即系统质，如情绪表达）上，因人体系统自身亦是一个小的元整体，故人的病变本质上不存在局部的病变，局部的病变会影响人整体的功能，人整体功能的异常也会在人体局部的实体结构上有所体现。

砭石疗法主要通过诊察、调整人之五体——“皮、脉、肉、筋、骨”——来调整人生命活动的状态。中医学理论所讲的五体是人体功能性结构系统与实体性结构系统交界处的存在，无法仅用解剖结构上的“皮肤、血管、肌肉、筋膜、骨骼”来概括。《灵枢·经脉》讲：

“人始生，先成精，精成而脑髓生，骨为干，脉为营，筋为刚，肉为墙，皮肤坚而毛发长，谷入于胃，脉道以通，血气乃行。”

这段经文一方面强调了人的“皮、脉、肉、筋、骨”皆是先天之精分化而来，另一方面也暗示了中医之五体作为功能性系统的本质。“骨为干”是讲骨是人体系统建构的主干框架系统，“脉为营”是讲脉是人体系统内充养周身的营养系统，“筋为刚”是讲筋是起到束缚联络作用的刚性维持系统，“肉为墙”是讲肉是填充于筋、骨、脉之间的组织。《素问·皮部论》又着重阐述皮的概念：

“凡十二经络脉者，皮之部也……皮者，脉之部也。”

这是说皮是络脉精气散布于人身体表部位而形成的组织，是一个能够反映经脉状态的系统。因此，中医学所讲的五体，不能仅当作物质实体来理解，它们是人体功能性结构系统与实体性结构系统交界处的存在，可以称之为实体属性较强的功能性结构系统。

人之五体皆由先天之精分化而生成，五体之间存在着深刻的内在联系，同时五体这五大系统的功能也是人体更高级功能（如情绪、思想）得以实现的前提条件，故人体较高系统层次的功能异常可以反映至五体系统，五体系统深部筋骨的异常可以反映至浅表的皮部，人体局部的病变可以反映至周身各处。

五体系统是砭石疗法在进行诊断和治疗时的主要信息把握途径和功能干预路径，它之所以在砭石疗法理论中占据着如此重要的地位，即是因为它所具有的功能性结构系统与实体性结构系统的交界性，而深究中医五体之特性，则必然会上溯到元整体原理与天生人原理这两个基本的中医系统论原理。五体本身是人体系统这一分化的元整体的组成部分，并且五体分别与自然界的四气五时相通应，故砭石疗法在治疗时可以上病治下、下病治上、脏病治腑、腑病治脏，治疗过程中重视对作为元神所居之处的头部的调理，通过疏通五体来打通人天之间物质能量信息交换的通路。人天之间的物质－能量－信息沟通是人的生命之源，天人本一生成元整体的客观事实是砭石疗法等外治法得以取效的根本依据，对人体系统进行调节，打通人天通应的途径是砭石疗法诊疗实践的基本思路。

第二节　气化结构是人体生命系统的基本单位

砭石疗法理论在诊疗方面重点关注人体气机，通过干预人体气机来调理人的气化结构，进而修复人体在物质实体层次上的病变。砭石疗法在诊疗方面的这些特征主要与中医系统论中的有机性原理、功能性原理和有序性原理相贯通。

有机性原理①表述为：相互作用使系统有机化，是人的复杂性的内在机制和特性，是影响人的健康与疾病的首要机制，是疾病防治的首要途径。

功能性原理②表述为：人的生命是物质、能量、信息运化系统，运化功能是根本属性，它形成并调控结构，人的病变在本质上首先是功能性的。

有序性原理③表述为：人的健康不仅是稳定，更是有序，是有序稳定；疾病不仅是失稳，更是失序、失序而失稳。

这三条原理可以合并表述为：人体系统内外关系的变化影响甚至决定着人体系统物质实体结构的状态，关系实在比物质实体更为根本，它在质能转化过程中得到体现，体现为功能与过程，以信息为表征，信息流的畅通（关系的正常演化）较物质实体结构的正常在维持复杂系统有序稳态方面有更重要的意义。

有学者在论及天人关系时指出：气是天人合一的物质基础，气化是天人合一的理论依据④。此观点在天人关系的表述方面尚有需进一步澄清之处。天人乃是一个元整体——不可分割的分化系统，因此将天人关系解为天人合一略有不当，应称天人本一才更为合适。故可以将此观点修正为：气是天人本一的物质基础，气化是天人本一的核心机制。

天人是一个连贯的整体，人自身也是一个连贯的整体，天人之间和人体生命系统内部存在着普遍的联系，这是砭术起效的基础，引出了打通人天系统通应途径的诊疗核心思路。天人之间与人体内部的普遍联系以气化活动为体现，故气化活动乃是砭术在诊疗过程中的关注重点。

从系统论角度看⑤，气化指的是人体物质和能量的输入、输出及人体内代谢机制和过程，亦有学者将之表述为“机体形神非线性互动之后的涌现过程”⑥，这是人生命活动的主体。气化活动的机制则被称作气机⑦。需要注意的是，气化的本质乃是关系实在，人这一生命系统本质上是关系实在的集合体。试想一个热力学平衡状态下的环境⑧，这个环境客观存在，但是该环境中每一个时空坐标系下的场景皆相同，整个环境

---

① 马淑然．中医系统论原理［M］．北京：中国中医药出版社，2021：146.
② 马淑然．中医系统论原理［M］．北京：中国中医药出版社，2021：162.
③ 马淑然．中医系统论原理［M］．北京：中国中医药出版社，2021：190.
④ 郑晓红．《黄帝内经》五运六气气化理论与天人合一［J］．中医杂志，2019，60（12）：1008－1014.
⑤ 马淑然．中医系统论原理［M］．北京：中国中医药出版社，2021：208.
⑥ 马晓彤．中医系统学是中医现代化的科学基础［J］．系统科学学报，2019，27（2）：44－48.
⑦ 马淑然．中医系统论原理［M］．北京：中国中医药出版社，2021：208.
⑧ 薛公佑，程旺．中医阴阳学说的本质是关系认识论［J］．医学与哲学，2020，41（17）：20－22.

内没有对比参照，是所谓“混沌”，无法对环境进行认知。当这个环境内部产生有序运动，便产生了差别——相对关系，相对关系体现出了功能、属性，相对关系的变化展现出了过程阶段的差异，环境就变得可以认知。传统中医学语境中的“气”便是这个假设的环境，气化则是环境内在的变化。《素问·天元纪大论》中记载：

“太虚寥廓，肇基化元，万物资始，五运终天，布气真灵，总统坤元，九星悬朗，七曜周旋，曰阴曰阳，曰柔曰刚，幽显既位，寒暑驰张，生生化化，品物咸章。”

《黄帝内经》中描述的宇宙生成图景与上文所述热力学平衡环境的演化图景本质相同。“太虚”即气，表征无属性的连贯的客观实在，即无形而连贯的能量场，气的内部按照某种规律运行、变化，产生了万事万物，即能量场处在了激发态，无属性、无差别的场内产生了相对关系，关系网的“纽结”表现出了基本粒子。万事万物的存在，以它们之间普遍的相互关系为前提，即关系先于实体①。关系实在在空间维度体现为属性功能，在时间维度体现为过程阶段②，人体的物质实体结构本质上是功能结构的体现，即气化结构造就的结果，作为功能性结构的气化结构，其实质乃是长期稳定存在的关系实在集合，也可简称为关系群，高层次的关系群内又可以分成许多低层次关系群（小关系群），不同关系群之间可以彼此嵌套，形成更复杂的关系群，中医学理论中的五脏、六腑、六经等功能性系统皆属于气化结构，即关系结构，它们是人的生命这一最大关系结构的基本单位。而气机作为气化活动的机制，其本质即是关系实在的变化机制。

钱学森等前辈学者又将人解读为开放的复杂巨系统。复杂系统的复杂性主要体现在系统内在关系的复杂上，系统整体内在关系的变化比局部物质实体的变化对系统状态的影响更为剧烈。换言之，对复杂系统而言，其内部关系实在的变化是比局部实体的变化更为深刻的改变。在调控系统内在关系方面，信息的作用比能量和物质更为重要，作为信息承载者的物质和能量可以只有极少的量，但只要其内涵的信息量充足便足以降低甚至消除关系变化的不确定性，从而维持关系群变化的有序稳定。

砭石疗法关注人体气机、重视调理人体气化结构，即是重视调整物质－能量转化过程来打通人体系统信息传导通路，物质－能量转化过程的调整本质上是对关系演化过程的调整，关系演化过程的有序调整则以信息的通畅传递为关键，信息的通畅传递又有赖于人体物质－能量疏泄的正常，因此，砭石疗法重点诊察、调理人身气化的诊疗理论，本质上是重点把握人体的信息流通状态，并通过改善机体物质－能量转化过程来通畅信息流，进而稳定并提高人体系统这一关系集合的有序度。

通畅人体信息流，即是要打通经络这一“生命信息之网”。经络系统之下的子系统包括血脉、肌肉等实体性结构系统，以及经筋、皮部等位于功能性结构与实体性结构交界处的系统，这些系统皆有可供观测的实体部分，它们的关系状态反映了人体经络的状态，即人体内在信息传递的通畅程度。经脉的子系统可以用五体“皮脉肉筋骨”来概括，调节五体关系，使之各安其位，是通畅经脉的具体入手途径。人体系统是周流不息

---

① 张昌盛．关系实在论的认识论进路［J］．长沙理工大学学报：社会科学版，2016，31（6）：13－21.
② 薛公佑．中医基础理论的核心是关系哲学［J］．医学与哲学，2021，42（3）：21－23，64.

的元气所化，风、寒、湿、燥、火、热皆是人体一气周流出现不同形式异常时的表现，其形成的基础机制是元气周流运行的通路——经络的虚实状态变化，经络的虚实变化才导致了其高层次系统的寒热、虚实、燥湿等变化。故砭石疗法通过拍法、刮法等手法打通经络之郁滞，重在通脉除痹，藉此来消除人体的异常气化结构，平复气机的失常。

第三节 激发系统自稳调节力是调理人体自组织功能的关键

砭石疗法强调在治疗时始终依靠和注意调动人体气化活动中的“阴阳自和力”，这就要求治疗时治疗量要恰到好处，即遵循适度原则，重点调整人体系统生命过程流（气化过程）的过与不及，过者抑之，不及者补之，虚者实之，实者虚之。在调理时，重视观察患者症状、体征的变化，以此为依据来调整手法的力度和频率。人体系统的自主性在中医系统论中被总结为自主性原理，该原理①可表述为：人的生命是高级自组织系统，发病和愈病是人生命的自主调理效应。

人的自组织机制是健康、疾病、愈病的枢机，人的健康态源于自组织，人的疾病态亦源于自组织，而在人体调理方面，自组织更是重要的依据。

人之五体出现病变的原因可分为内因与外因两类。内因主要包括情志、饮食、劳逸这三个方面，是由人体的系统质功能影响到人体的实体结构，具体而言，是从质－能转化所创生的信息（神机）影响至气血（物质能量输布），最后影响到人的实体结构，即由整体到局部，由关系结构到物质实体。外因主要包括机械外力损伤与气候环境变化（如风、寒、暑、湿、燥、火六淫邪气）两类。这两类病因对人体的作用位置往往在人体局部，它们对人体系统内在关系状态的扰动路径，是从实体结构扩展到质能输布，最后再到人体的系统质功能，即由局部到整体，由物质实体到关系网络。

人体系统之所以能产生局部与整体、关系与实体间跨层次的系统状态变化，其依据便是人体系统的“自组织机制”。当人体系统受到干扰能力较弱的病因（如人自身轻微的情绪变化或轻微的外界物体冲撞）的影响时，因其扰动能力弱，无法扰动人体原有自组织状态，而当病因的干扰能力较强（如暴怒或严重的外伤）或病因造成干预的时间过长（如长期的紧张压抑或长期受寒），人体系统的自组织运行就会被这些病因所扰动，发生稳态偏离，最终诱发人体功能性的或实体性的病变。《素问·经脉别论》曰：

“黄帝问曰：人之居处动静勇怯，脉亦为之变乎？

岐伯对曰：凡人之惊恐恚劳动静，皆为变也。是以夜行则喘出于肾，淫气病肺。有所堕恐，喘出于肝，淫气害脾。有所惊恐，喘出于肺，淫气伤心。渡水跌仆，喘出于肾与骨。当是之时，勇者气行则已，怯者则着而为病也。

故曰：诊病之道，观人勇怯，骨肉皮肤，能知其情，以为诊法也。”

“动静勇怯”指的是人常态下的行为模式属性，可以引申为人在常态下的自组织状

---

① 马淑然．中医系统论原理［M］．北京：中国中医药出版社，2021：217.

态，勇者与怯者可解读为自组织能力强的人和弱的人，“惊恐恚劳动静”可以解读为一切对人体系统产生干预的内外因素，不同因素可以将人体系统引导向不同的状态。同样的诱导因素，分别作用于“勇者”和“怯者”时，所导致的结果有不同，这是因为他们的自组织能力不同。此时的系统自组织能力也可以被称为是“系统自和力”。这种系统自和力一方面体现在作为行为模式的“勇”与“怯”上，另一方面便体现在“骨肉皮肤”上，即人之五体的状态。因此砭石疗法在诊断阶段，通过收集五体的信息，判断受术者人体自和力的强弱、机体功能的偏盛偏衰，在治疗时，不是去简单对症治疗，以消除症状和病理体征为目的，而是有计划地恢复受术者自身的自组织能力，利用受术者本身的自组织能力来实现疗效的最大化。具体体现在两方面：一是在治疗顺序方面，牢牢把握住心－肾两脏所代表的人体物质能量转化这一基本生命活动，重视畅达肝经，恢复胃气——恢复人天交流的通路；二是在治疗强度方面，不以病理产物的消除或治疗体征的出现为目的，即不强求、不急于出痧或出筋包。临床中有不少体质较弱的患者，在治疗刚结束时皮肤几乎不变色，也没有筋包突出，在休息数分钟或饮用温水后，痧象和筋包才慢慢透出。也有经过治疗后，患者身体姿态得到改善，随后几天局部皮肤再渗出痧象、透出筋包者，这属于人体系统内在关系的主轴得到调节后，其他局部关系进行的自发调整。

砭术疗法在临床应用中遵循适度原则，重视人体自我修复的治疗原则，正是中医系统论自组织原理的典型体现。

第三章 砭石疗法诊断理论

本章介绍砭石疗法在诊断方面的理论与具体技巧，诊断明确是使用砭术的前提。本章主要从系统论角度阐述砭术在诊断方面的要点与独到之处，其中与《中医诊断学》内容重合较多的部分不做赘述。

第一节 诊断要点

砭石疗法诊断的要点可以概括为："整体诊察，关系为本"。

整体诊察有两方面含义。

一是施术者要运用自身的全部感官来感受患者的状态，即要充分运用望、闻、问、切这传统的中医四诊。砭石疗法在诊断阶段的主要关注点虽然是五体，这并不是说砭石疗法只注重对五体的诊察，而是要多层次收集患者信息，如关注患者的神态、体态等，如此才能做到诊断全面。

二是在对五体进行诊察时不能只关注局部的现象，要全面观察、对比。比如在对患者手臂做检查时，注意力不能只在某几个敏感穴位（反映点）或横络（横向反映带）上，还要综合观察病变体征之间的关系，如哪里突出、哪里凹陷、哪个部位在上游、哪个部位在下游等，从而找出调理的切入点，即所谓以"病变之间关系为本"来考虑砭石治疗部位。

关系为本是中医辨证理论的重要特点。中医证候的本质可以解读为对人体系统当前内在关系的概括①，辨证的实质即是对人体系统当前内在关系的把握。人体系统内在的关系群，体现为一个个功能性系统，六经经气、脏腑、经络皆是功能性系统，人之五体同样也是功能性系统，这些关系群之间的系统层次不同，关系的复杂程度也各异，实体性层次的系统其内在关系往往较为简单，对其进行认识的难度较低。体征是人体在实体性层次的系统上所表现出的信息，人的行为、情绪和自觉症状是人体较高层次系统功能的体现，辨证的过程即是对人体系统各系统层次的关系状态进行认知，整合提炼出其整体层面的信息属性。

五体系统是人体系统中实体属性较强的功能性系统，是砭石疗法在诊断时重点着眼的系统。它一方面可以反映其所属的高层次功能系统的状态，另一方面其相对简单的内在关系有助于医者对其进行辨识和干预。序参量是系统一系列参量中对运动方向起决定

---

① 薛公佑．中医基础理论的核心是关系哲学［J］．医学与哲学，2021，42（3）：21－23，64.

性影响作用的参量①，对系统状态进行把握，关键就在于对序参量的把握。在对五体系统进行把握时，也需要重点把握其序参量。五体共同的序参量是形态、应力（物体由于外因而变形时，在物体内各部分之间产生相互作用的内力，以抵抗这种外因的作用，并试图使物体从变形后的位置恢复到变形前的位置）与温度。皮系统的主要序参量还有颜色、弹性，肉系统的主要序参量还有肉的肥瘦比例，筋系统的主要序参量还有筋的弹性与张力（物体受到拉力作用时，存在于其内部而垂直于两邻部分接触面上的相互牵引力），脉系统的主要序参量还有脉形、脉体、脉势、脉率；骨系统若没有加入现代仪器的检测，便没有其独自的序参量，它的状态根据其他四个系统的综合作用而确定，若加入现代仪器的检测，可将骨质的密度定为骨系统独有的序参量，骨系统与脉系统独自的序参量实际上是皮、肉、筋三个系统的状态引导出的结果，因此，调节它们的序参量也是靠对皮、肉、筋三个系统的调节来完成的。

砭石疗法以“整体诊察，关系为本”为诊断要点，导致砭石疗法在诊断模式的选择上更倾向于辨证论治而非辨病论治。从系统论角度看②，证（患者机体当前阶段的功能信息关系）是广义的病（机体的生理失常状态）在特殊情况（患者有主诉）下的称呼，它体现在狭义的病（机体产生的具有典型症状或体征的病理过程）的过程之中，表现为症状与体征（患者的感受与医生检查所得的表现）。西医学所常用的辨病论治与中医学的辨病论治本质相同，皆是对狭义的病（机体产生的具有典型症状或体征的病理过程）进行辨识，按照过往的实验或经验研究来进行治疗，这是偏于静态的实体主义思维指导下的结果，它将人体整体生命过程当成了可以割裂的片段来处理，容易忽视人体系统内在过程流的转化。这种思路对中医辨证思想产生渗透后，导致了“辨证论治出发点局限化、辨证论治思维狭隘化、辨证论治证候不精准性，以及辨证论治诊治模式固定化”四个问题，这四个问题的实质是证候内涵的狭义病名化。读者在学习砭石疗法时需要注意避免以症状、体征对应病名，再以病名对应治疗手法的僵化的诊疗思维，要建立起“分析人体内在关系，努力做关系调节”的诊疗习惯，在体表发现有不正常的凹陷或隆起、皮肤的颜色差异、敏感压痛点、与全身温度差异较大的区域、应力突然改变的部位（统称反映点）③，不宜只对发现的这些反映点施加手法，而要依据中医学理论思考这些反映点之间的关系，思考反映点产生的原因，思考调整这些反映点的先后次序及具体施术部位，这样才能在临床诊疗实践中更加灵活。例如，手臂段有青色血管浮于皮下，往往提示血管上方有阻滞，而突起血管本身并非是导致形体异常的根本原因，治疗时通过拍法、刮法等手法疏通血管上方郁滞的病理产物，即可令血管不再暴张。

按语：诊断为治疗服务。从系统学角度讲，诊断的本质是认识患者机体的内在关系，具体来讲，即是明确患者各系统层次的病位（包括实体性的与功能性的）、病性与病变严重度及其相互关系。“大凡形质之失宜，莫不由气行之失序”，“有诸内，必形诸

---

① 马晓彤，刘燕池．信息医学是中医学的本征［J］．中医杂志，2018，59（20）：1711－1716.

② 薛公佑，马淑然．“辨证”的实质是对人体系统功能信息关系的描述［J］．环球中医药，2020，13（07）：1173－1177.

③ 金观源，相嘉嘉，金雷．临床针灸反射学［M］．北京：清华大学出版社，2014：37－53.

外”，故内在气化结构的失常，日久可以累及五体，而五体的异常也会损及其所通应的脏腑的气化功能。砭石疗法以调整人身五体关系、通畅经络这一信息传输通路为治疗的入手途径，故在诊断方面尤其重视对五体系统病灶的定位及定性，这些病灶包括筋结、压痛点（古称阿是穴）等，可以统称为“反映点”；又有部分不是病灶，但与疾病相关的敏化穴位，亦可归属于“反映点”。此外，还有反映点广泛分布的体表线路或区域，被称作“反映带”或“反映区”，它们是反映点概念的延伸。

本章的主要内容，以及读者需要重点学习的内容，便是对反映点和反映区进行定位与定性的方法。

第二节 望 诊

望诊①，是指医生通过视觉对人体的全身、局部及排出物等进行有目的的观察，以了解健康状况、测知病情的方法。望诊诊察主要有神、色、形态三个常规诊察要点，此外又有痧象这一个重要指标，是砭石疗法独特的诊断依据。

一、望神

1. 神的概念 神②是人体生命过程的总称，是对人体生命活动外在表现的高度概括，又有广义与狭义之分。广义之神指脏腑功能活动的外在表现；狭义之神指人的意识、思维、情志活动。从系统学角度看，神是人体系统高级自组织机制的体现，它起源于人体系统内部物质、能量转化的过程，其本质是人体系统内部质能转化所创生出的信息，广义之神可理解为人整体的功能状态，狭义的神仅指人神志活动的功能状态。神的状态是人的整体状态的反映。

2. 望神的重点 砭石疗法在望神时，主要关注患者神机的“得”与“失”。

得神③，又称“有神”。临床表现为神志清楚，语言清晰；目光明亮。精彩内含；面色红润，表情自然；肌肉不削，体态自如；动作灵活，反映灵敏；呼吸均匀。得神是精气尚充足的表现，一般表现于健康人。若人患病后见得神之象，提示病变不重，预后良好。

失神④，又称“无神”。常见于久病后正气虚衰或病势较重的患者。前者多属正气亏虚，邪气不重，表现为精神萎靡；肌肉不丰；行动欠灵活，容易疲劳；呼吸急促，频率不均，甚者卧床不起。后者多属邪气较盛，扰乱神机，表现为神志昏乱，神昏谵语或昏聩不语；或猝然昏倒，双手握固，牙关紧闭，二便闭塞，多属危证。介于得神与失神之间者称“少神”，代表正气轻度亏虚、又有久病、重病患者，精气亏虚已极，突然出现神志好转的表现，此为“假神”危象，古人称为“回光返照”，需要急救。

---

① 李灿东. 中医诊断学. 4 版［M］. 北京：中国中医药出版社，2016：11.
② 李灿东. 中医诊断学. 4 版［M］. 北京：中国中医药出版社，2016：12.
③ 李灿东. 中医诊断学. 4 版［M］. 北京：中国中医药出版社，2016：13.
④ 李灿东. 中医诊断学. 4 版［M］. 北京：中国中医药出版社，2016：13.

得神与失神是人功能状态的两种极端状态，就砭石疗法的使用而言，把握好得神与失神便已经足够进行疾病处理，患者由失神状态转向得神状态转化为顺，由得神状态向失神状态转化为逆。关于望神还有很多可以深入研究的细节，读者可以自行阅读《中医诊断学》教材，进行深入学习。

医者在使用砭石疗法前，先统观患者的神机状态来决定治疗方案。得神者可以选择刺激强度较强的手法来治疗，如拍击类手法中可以选取尺拍法，点按类手法中可以选取砭锥刺法，刮擦类手法可以选取重刮法。手法力度可以较强，治疗层次可以渗透至筋骨部；手法的作用时间可以适当延长，一次治疗的时间可以增加到一小时以上。正气虚衰且邪气不盛的失神患者往往不宜适用较重的手法，拍击类手法往往不考虑应用，或使用刺激强度较轻的叩法，在刮擦类手法中使用刺激量轻的擦法或轻刮法，更严重者可以只使用感法，让患者躺在加热的砭石床上，依靠砭石自身的场能促进患者气血运行。

在治疗过程中，更需要时刻关注患者的神机变化。以从失神状态向得神状态转化为顺。具体表现如情绪由焦虑紧张，转为平静舒畅，以有轻微睡意，或在治疗过程中安稳入睡为佳；精神状态由昏聩、萎靡，变得振奋、有力，以思维清晰，注意力可以集中为佳。若见猝然失神，或情绪急躁患者愈加焦虑，精神萎靡者愈加虚弱，此为治疗失当，将要晕砭的表现，需要停止治疗，做好急救准备。亦有出现暂时性情志异常，随后恢复者，是人体状态迅速调节的表现，在使用尺拍法拍击肩井穴时常可见到患者出现哭泣、大笑等情绪反应，需要结合望诊的其他部分和其他诊法综合判断患者状态转化的顺逆。

二、望色

望色①，是指观察人体皮肤色泽变化以诊察病情的方法，又称“色诊”。色，指的是皮肤的颜色；泽，指的是皮肤的光泽。泽也是人体神机的一种表现形式，皮肤有光泽提示身体正气较充足，是健康的表现，处在疾病状态下的人若见到皮肤有光泽，便提示其病变不重，预后良好。

《中医诊断学》教材着重阐述了望面部色泽的理论、技巧与临床意义，本书不再赘述。砭石疗法在望色时主要关注的是四肢和躯干部的色泽，为确定在局部使用手法的类型和力度提供指导。具体技巧包括三个方面．

1. 望皮色定病性　一般将皮肤颜色划分为青、赤、黄、白、黑五种，五色分别对应五行木、火、土、金、水，配属五脏肝、心、脾、肺、肾。

人有其天生的肤色，是其天然禀赋，亦称作“本色”，我国人口的正常肤色，一般可以概括为“红黄隐隐，明润含蓄”，但亦有人出生时肤色便偏黑或偏黄，此处所言的用以确定病性的肤色，即所谓“病色”，乃是相对人之本色而言的。

按语：人的耳部及周围区域的颜色往往是人之本色。

青色，应肝。局部肤色呈青色时往往提示身体的这一部位有寒气凝滞，颜色浅者提示寒凝较轻，颜色深者提示寒凝部位较深，气血凝滞较重，在色青部位往往可以见到血

---

① 李灿东．中医诊断学．4 版［M］．北京：中国中医药出版社，2016：12.

管浮于筋肉之上、皮肤之下，重者突出体表。若青色区域在人体体表分布较广，往往提示其肝脏有病变，若是全身广泛呈青色，往往属于感受外寒过重，或肝病极重。

赤色，应心。局部肤色呈含蓄明润的赤色时往往提示身体这一部分气机调畅，是气血充盛的表现，但该部位不应有明显的血管分布，若有血管浮现于皮下，则提示该部位的近心端方向上有瘀堵。若皮肤呈绛红色，提示此处有郁结的火邪。若皮肤表面浮有一层红色，往往提示患者该部位有气、火两种邪气夹杂，近期有情志变动。又有全身皮肤颜色深红类黑者，多见于热病后期，即所谓“热极似水”，可伴神昏、烦躁，局部出现此种颜色是该部位邪热壅盛的表现，往往提示该部位会生痈成脓。

黄色，应脾。周身肤色呈明润有光泽的黄色亦是健康的表现，提示胃气充足，水谷精微之气充养得当。周身肤色萎黄提示胃气受损，气血亏虚，营养不良。亦有周身黄色，伴眼白发黄者，为黄疸病，身黄晦暗如橘皮者为病性属阴，称阴黄，周身颜色鲜明为病性属阳，称阳黄。局部皮肤呈黄色往往提示有湿气瘀滞于此处，是适宜施术的敏感反映点。有些患者在经过砭石疗法治疗后，局部痧象消退后会短暂出现黄斑，这是胃气修复机体的表现，一般三日左右便会自行消退。

白色，应肺。周身皮肤呈有光泽的白色往往是健康的表现，但有些患者在劳累后，或大虚证患者病情急骤加剧之时，皮肤也可能出现骤然变白的现象，此为阳气虚衰、难以收敛的危象。局部皮肤呈白色往往提示此处有气滞，白中透青者往往提示深部有寒凝气滞，在白色区域的近心端或远心端，往往可以找到瘀滞的反映点。

黑色，应肾。周身皮肤黝黑发亮如古铜色往往是体魄健壮、肾气充足的表现，但若是皮肤晦黯无光，往往提示阳气亏虚，肾精不足，又有整体肤色晦暗干瘪者，此为火邪炽盛，阴液亏虚之象。排除外伤损伤后，局部皮肤若呈紫黑色常提示此处有寒凝血瘀，色黑且毛孔闭合者为寒，皮肤色黑且毛孔形态欲开不开者为有郁热在里。

2. 望皮色分布定病势顺逆 脏腑所属经络的循行路线上，见到与此脏腑所属五行呈相生关系的颜色为顺证，见到与此脏腑所属五行呈相克关系的颜色为逆证。譬如，手太阴肺属金，其色应白，见肺经循行部位色白为顺，见色赤为逆，因赤色属火，火能克金故也，见青色为病重，因青色属木，木本为金所克，见青色为木盛金弱，木侮金之象，此二者为难治；若见色黄、色黑则为顺证，易治。

3. 望皮色深浅定反映点 若皮肤某一区域颜色深，在该区域中有点块状或线条状的浅色区域，则这些点块状或线条状区域便可能是反映点所在之处，反之亦然；若有区域上的皮肤颜色深浅分布不均匀，则此区域整体即是一个反映区。

三、望形

望形[①]，是指通过观察患者形体的强弱、胖瘦及体型特点等来诊察病情的方法，又称望形体。望形体亦是砭石疗法诊断理论中进行反映点定位与定性的重要依据。

1. 定位 人之五体贵在和、顺，筋、骨约束于内，肌肉充于其间，而脉行分肉之

---

① 李灿东. 中医诊断学. 4版［M］. 北京：中国中医药出版社，2016：19.

间营养周身，脉之余气化为皮部，皮毛护卫于表。人体在正常状态下，五体关系为“皮薄肉松，血脉和畅，筋骨滑利”，也就是说皮、脉、肉、筋、骨之间必须保持皮薄、血畅、肉松、筋柔、骨正，才能保证机体内外物质－能量－信息交通的通畅无阻。肌肤的外观应呈流线型，无异常凹凸起伏，无异常皮肤、筋肉、血脉、骨骼的拘急、挛缩、凸起、凹陷，无异常毛发分布的过疏或过密，反此皆为失常，失常部位即往往是反映点所在处，失常的表现包括局部毛发异常脱落或增长，局部皮、脉、肉、筋、骨拘急、挛缩、凸起、凹陷等。

按语：患者体表凹陷与突起的程度很大程度上体现了局部瘀滞的程度，亦即反映疾病程度的浅深。凸起因气血痰湿淤积而成，凹陷为气血津液不能濡养所致。

2. 定性 砭石疗法治疗以通畅人体信息交换流通为本，以通过刺激反映点，消除阻碍人体信息传输的瘀滞为治疗方法，因此非常关注作为瘀滞病灶的那部分反映点的属性，以此为据来选取合适砭具和施术方法来消除病灶。这些反映点的属性一般包括寒、热、气、风、瘀、水、湿、痰、饮。

（1）寒性反映点：此类反映点形成的机制是身体局部物质无法转化为能量，瘀堵于其所在区域，该处皮肤往往较拘急，毛发稀疏、短小，可因身体正气充足程度不同而见局部凹陷或突起，视之质地较为紧实，毛孔细小。

（2）热性反映点：此类反映点形成的机制是身体局部物质转化成能量的速度过快，且因其他属性邪气的阻碍而不得宣发，其所在区域的皮肤往往较松弛，或有局部红肿、毛发干枯，或不生毛发，或毛发变白。热多与气相杂，气多于热时，该处往往可见突起，此类突起往往成散漫无形之象，亦有不与气相杂者，此热为久郁之热时，肌肤质地还会相对紧实，局部可见干燥、脱皮之征象，毛孔粗大。

（3）水、湿、痰、饮反映点：此类反映点也是人体有形物质（津液）输布和转化不畅所造就的产物，不过其以水液为主，其所在区域的皮肤较寒性反映点更为肿胀，毛发短小，局部突起，具体而言又可细分为水、湿、痰、饮四个层次，其中湿质地最软，望之可见凹陷；水其次，局部水肿，触之可有凹痕；饮质地较硬，略有弹性；痰质地最硬，观其质地类似于寒性反映点，但较寒性反映点略硬。

（4）气与风的反映点：此类反映点因人体内未能运用或枢转不利的能量而成，可因愤怒、抑郁引起能量运行不畅或外界风气侵袭，引发人体排病反应而生，其外形胀大且散漫无根，皮色不变。

（5）瘀血反映点：瘀血的本质是人体内精华物质——血运行受阻而凝结的产物，其成因一般为外伤，也有因脏腑功能失常导致者，此类反映点的分布区域常可见皮肤干燥、肌肤甲错、毛发萎黄、皮色青紫等表现。

按语：燥邪也是一种常见的邪气，其本质是机体局部水液不足，亦有全身水液皆不足者，表现为全身广泛的干燥。不论是局部的燥邪还是全身的燥邪，皆是其他几种邪气导致的结果，比如局部火邪太过损伤局部津液而化燥，或是局部水湿之气瘀滞导致其下游水液不足而化燥，此时只需秉持治病求本的原则，将导致燥的源头解决即可。若是全身津液枯竭，表现得干燥，则需要顾护胃气，大补津液。

四、望痧象

砭石失传后，民间以其他材质代替砭石进行治疗，演绎出了刮痧、拍痧等疗法，所谓“痧”，乃是指经过砭石疗法手法（如刮法、拍法）治疗后皮肤表面出现的青、赤、黄、白、黑等色的斑疹，望痧象可以进一步探知患者正气的虚实、病位的浅深、病邪的性质，是医者在治疗过程中或治疗完成后评估治疗效果、进行治疗方案调整的重要参考。

1. 望痧象浅深 痧象是经过治疗后病邪由里出表的表现，痧象透出体表的层次越深，即表示经治疗后，所透出的邪气的病位越深，对局部的治疗也就越彻底。透痧的层次由浅到深可大致分为皮毛（天部）、肌肉（人部）、筋骨（地部）三个层次。

按语：治疗时透痧层次虽以深透为佳，但仍需以治疗前所确定的施术部位的病灶定位为依据。不可盲目追求透痧层次的深入而导致人体正常组织的损伤。

痧象浮于天部者，病性常为风、气、火（附录2－1）；透于人部者，病性常为湿与瘀（附录2－2）；沉于地部者，病性常为寒、痰、郁热（附录2－3）。若见出痧部位较深，痧象仿佛从骨至皮毛一齐透出者，此为多种病邪夹杂、经络痹阻严重之象（附录2－4）。

2. 望痧象颜色 痧象的色泽亦可反映病势的深浅和病邪的性质。

痧象的颜色越深，表示此处瘀滞的程度越重、时间越长，颜色浅，一方面表示瘀滞不重、病程较短，另一方面也有可能是治疗不到位、力量不够深透的结果，需要综合其他诊法进行判断。

痧象颜色为清淡的粉红色，随后消退，是身体健康的表现。(附录2－5)

痧象颜色为红色，一般属火邪，出痧部位皮肤毛孔常会张开，红色较浅者为火热之邪不重（附录2－6），红色深沉且晦黯似黑（紫红色）者提示有长期郁热，兼有瘀血(附录2－7)。若红色浮于体表，出痧部显得胀大散漫，按之无凹陷者，为气火夹杂，若红色透发自深层筋骨部，则提示火热邪气郁闭深重。(附录2－8)

痧象颜色为黑色，一般为寒邪，部分出痧部位毛孔亦会张开。(附录2－9）但是较属性为火热者张开程度较低，黑色越深，表明寒邪越深、越严重。

痧象颜色为青色，一般为寒邪和风气夹杂，多见于筋骨部，藏于皮肤之下。(附录2－10)

痧象颜色为黄色，一般为痰、湿、饮邪，多渗透自皮肉部之间，局部可见汗出或水泡，亦有在痧象周围或四肢末端见汗出者，湿邪越重，汗出越黏滞，重者可呈乳白色，轻者可如清水。(附录2－11)

痧象无明显颜色变化，类白色，仅局部胀大，突出包块，或见毛孔张开，一般为痰、气阻滞，亦有轻微寒邪阻滞者可见白色痧象。(附录2－12)

3. 望痧象形态 痧象仅见颜色变化，无突起、凹陷，提示病情较轻，瘀滞不重。

出痧时见毛孔张开，多为邪气宣发之象，是砭石疗法取效的特征之一，不过在毛孔张开后要小心感受外邪。(附录2－13)

出痧时见出痧部位质地凝聚，病邪性质多为寒、郁热、痰饮、瘀血，重者可凝聚成“筋包”（附录 2－14），即古人所说的阻断经脉的“横络”经治疗后透出体表的产物。若见痧象质地散大、浮胀，病邪性质多为风气、火热、水湿。（附录 2－15）

出痧时若见透出包块区域的皮、肉、筋、骨（骨膜）层次较分明，提示病轻（附录 2－16）；若见组织粘连紧实，难以分离，此为邪气瘀滞较重，提示病重（附录 2－17）。若所透出的包块分布零散，不相连贯，为瘀堵不重（附录 2－18）；若所透出的包块连贯、紧实且覆盖范围广，提示瘀堵极深、极重，对其所处区域循行经络的功能影响较大（附录 2－19）。《灵枢・刺节真邪》记载：

“一经上实下虚而不通者，此必有横络盛加于大经，令之不通，视而泻之，此所谓解结也。”

经过砭石疗法治疗后，这些阻断经络（人体信息传输通路）的“横络”可以更直观地展现在我们眼前。（附录 2－20）

第三节　闻　诊

一、闻声

闻诊，分为听声音、嗅气味两方面，是来探知病症的诊察方法。在患者进入诊室时闻诊应开始收集过程中的声音进行判断，从患者的声音、语言、呼吸声音强弱以及病理性声音如咳嗽、呃逆、太息等其他声响，皆有助于医者进行辨证分析。嗅气味则是指病体中所发出的特殊味道。

“气动则有声”，声音与五脏之间关系联系密切。肺主气、司呼吸，肺的功能强弱影响发声的动力；喉为肺之门户，故声由喉发出，通过鼻、唇、舌、齿辅助产生不同声音。肾主纳气，为气之根；心主神志，主宰说话时的情感、语言；肝主疏泄、调畅气机；脾主运化，为气血生化之源，五脏六腑精气的来源。故与患者沟通的目的之一，即是采集反映其脏腑功能强弱程度的信息。

1. 患者语声

正常声音特点：发声自然、声调圆润柔和、语言流畅应答自如、言与意同，反映人体五脏六腑气血充足。一般男性声音低沉，女性高清，小儿声尖有力，老人声浑厚低沉。影响声音的因素包括性别、年龄、素体禀赋、情志因素等。

病变声音特点如下。

（1）声音的清浊

声音清亮：语音高亢有力，声音连续者，多为阳证、实证、热证。

声音重浊：又称声重，多因外感风寒或是痰湿阻滞，使肺气宣降失常，鼻窍不通。患者发音中多带有“om”的气尾音。

鼻鼾：指熟睡时或昏迷时从鼻发出的声响，多为气道不通。入睡时的鼾声可因为睡姿不当或慢性鼻病而致，多见于体胖或年老者，并非完全属于病态。昏睡时鼾声不绝者，多因神志昏迷，气冲上逆所致，多见于热入心包或中风中脏者之危候。

喑哑和失音：声音嘶哑者为音哑；语而无声者为失音，古称“喑”。两者病机相似，但有轻重之别。新病音哑或是失音多为外感或痰浊所致邪闭清窍，肺气不宣属于实证。久病音哑或失音多为精气内伤，阴虚火旺，导致津枯肺痿，声音不出，属于虚证。而失音为音哑之甚，病症发展趋势在临床也可以协助判断病情轻重。

呻吟：指疼痛难忍发出的哼鸣声，大多见于身有痛楚或胀满。呻吟音高亢有力者为实证、剧痛；声音低微无力或尾音拖长者为久病、虚证。

（2）声音的浮沉：人之所以可以发出声音，是气体通过空腔器官产生震动，共鸣后发出，语音由声音器官发出，声音器官及其活动决定语音的区别。从生理解剖学讲，人体的发音器官可以分为三大部分：动力区、声源区、调音区。

动力区器官包括肺、横膈膜、气管。肺是呼吸气流的活动风扇，呼吸的气流是语音的动力。肺部呼出的气流，通过支气管、气管到达喉头，作用于声带、咽腔、口腔、鼻腔等发音器官。

声源区的器官为声带。声带位于喉头的中间，是两片富有弹性的带状薄膜。两片声带之间的空隙叫声门，肌肉舒缩，杓状软骨活动起来，可使声带拉长或缩短，使声门打开或关闭，从肺中出来的气流通过声门发出机械波，控制声带长短，可以发出波长不同的机械波来。

调音区器官包括口腔、鼻腔、咽腔。口腔（包括唇、齿和舌头）后面是咽腔，咽腔上通口腔、鼻腔，下接喉头。口腔和鼻腔靠软腭和小舌分开。软腭和小舌上升时鼻腔关闭，口腔畅通，这时发出的声在口腔中共鸣，叫口音。软腭和小舌下垂，口腔成阻，气流只能从鼻腔中发出，这时发出的音主要在鼻腔中共鸣，叫做鼻音。如果口腔没有阻碍，气流从口腔和鼻腔同时呼出，发出的音在口腔和鼻腔同时产生共鸣，叫鼻化音（也叫半鼻音或口鼻音）。

《类经》卷二十一云：“人有二喉，一软一硬，软者居后是谓咽喉，乃水谷之道，通于六腑者也；硬者居前是谓喉咙，为宗气出入之道，所以行呼吸，通于五藏者也。”

医者在与患者沟通时可以聆听声音不同的产生部位，来判定一个人的正气虚实状态。一般而言，声音气息越多，震动越大，声音越洪亮。以下有三种发声位置，其中靠近喉部为浮，丹田为沉。

①喉部：喉为肺之门户。咽喉为呼吸之气必经之地。呼则气经喉、咽而出于鼻，吸则气经咽、喉而入于肺。肺的宣发肃降功能对咽的通利、喉门的开合起着重要的作用。其中喉门的开合与肺气的宣降关系最为密切。肺、喉之间密切配合，相互为用，方能保持呼吸道的通畅、气机顺利通行，以及声音发出。

当肺气虚弱时语声则轻微无力，甚者宗气不足而出现声音嘶哑、喉虚声怯；如有声弱咽干，则为肺气虚弱使津液不能外布；如伴有情志不畅，则多见喉部似有异物哽咽，吞之不下，中医称之为“梅核气”，属于肝气郁结、循经上逆或肝木乘脾土，使脾胃运化水液失常导致痰饮内生。

②胸腔部位：胸腔共鸣感觉是使咽喉部舒张，发声时，下腭自然下垂，喉咽部适当

开大一些，使声波在喉头和气管附近引起更多的反射，再由气管附近传送到胸腔引起共鸣。似乎感觉到是把声音从胸部发出来或是将声音唱进胸腔中。以胸声区发音时，胸腔为主要共鸣器官，口腔、咽腔次之。如患者以胸腔发声，代表心肺之气充足，将手轻触在胸口上可感觉震动。

③丹田部位：丹田指阴阳元气交汇之处。丹田的定位较多，一般多指下丹田。下丹田位置定位分前、内、后三区域，前下丹田位于任脉，肚脐正中下四指关元穴；后丹田位于督脉，脊柱第 14 椎下命门穴；内丹田则在身体内部，从关元到命门连接横线，与冲脉交接位置则为内丹田。丹田为元阴元阳交汇之处，而肾封藏元阴元阳，所以从丹田发声者多肾气充足，听声音时会感觉语声洪亮底气足。

如从丹田发声伴少津咽干，则可能为肾精亏虚，致咽喉失于肾阴濡养而干燥，《灵枢·经脉》云："肾足少阴之脉，是主肾所生病者，咽肿上气，嗌干而痛。"

（3）声音的情感：通过语言可以得知一个人内心状态，故临床上可以听患者语声、对答能力有无异常，以及吐字流畅程度，以此来分析其心理情绪状态。

一般规律：沉默寡言、语声低弱、声音断续多为性格内向或不喜沟通，身体偏于虚证、寒证；兴奋多言、说话伴有肢体动作、语声高亢有力，性格多外向、冲动，身体多为实证、热证者。

异常状态

谵语：神志不清、语无伦次、声高有力者，多为热扰心神，属于实证。

郑声：神志不清、语言重复、断断续续、声音低弱者，多属于心气大虚、精神散乱之虚证。

夺气：言语轻迟低微、欲言不能言者，是宗气大虚表现。

临床上出现以上三种言语状态时，多提示病情危重。此时患者家属心理较为脆弱，如果涉及治疗，需要特别注意。

独语：自言自语、喃喃不休、见人则止，多为心气不足，心神失养或痰蒙心窍所致。多见于癫病和抑郁症。

错语：语言错乱、语后自知，不能自控，虚证为久病体虚、心脾两虚、心神失养所致；实证为痰瘀、气滞壅滞心窍而成。

狂言：狂躁乱言、语无伦次伴有精神错乱者。多由情志不遂，致气郁化火、痰火扰心，属于阳热实证。多见于躁症、精神疾病。

临床与患者沟通时出现以上三种状态，需提高警觉，避免激怒患者，令其出现过激行为。

2. 砭石的声音　闻声音还包括闻砭石在治疗时所发出的声音，又可分为两类，一是使用拍打类手法时出现的声音，二是使用摩擦类手法时出现的声音。通过听闻砭石发出的声音，可以判断病灶的所在、治疗的进程，并可用以评判手法的水准。需要注意的是，砭石所发出的声音受外界因素干扰的可能性较大，临床上需要综合多种诊法来进行判断。

（1）敲击声：砭石的拍打类手法主要包括叩法与拍法，这两种手法都要求用劲均匀、深透、柔和、连续，闻砭石的敲击声，主要关注的是使用这两种手法时砭石所发出的声音。

首先，关注声音的一致性。拍打时所发出的声音一致度较高，则提示施术者的用力方式规范、一致，连贯、均一的发力有助于手法刺激量的叠加，提高疗效。此外，施术者形成较规范的用力模式后，更便于发现手法中的错误，及时纠正，以便提高。

其次，关注声音的凝聚度。使用拍打类手法时，声音凝聚、深厚，一般表明用力深透、凝聚，可以调节机体较深层次的病变；若是声音散漫、沉闷，或如掌拍水面声，则往往提示用劲有误，力量浮于体表，严重时可能会造成损伤。

最后，关注声音的变化。若拍打声音逐渐凝实、清脆，产生如敲击金属般的声音，往往是病邪逐渐出表，病理产物从内向外透达的表现；若声音逐渐散漫，一般提示两种情况。一是该处积聚的病邪将要散开，表示这一部位的治疗接近尾声；二是手法出现错误，此时需要及时调整。前者有明显的声调变化过程，变化缓慢；后者的声调变化往往是突发的。

（2）摩擦音：摩擦类手法包括擦法、划法、刮法等手法，这些手法在使用时皆会与患者身体发生摩擦，产生细微的声音与震动感（类似于骨折时产生的“骨擦音”）。这些声音（震动感）频率细微，需要施术者仔细辨别才能感受到。

摩擦音的意义主要在于对反映点部位的提示。当砭具摩擦到体表某一部位时，若该部位的摩擦音（或摩擦感）与其他部位不同时，往往提示此处为反映点所在之处。

二、闻气味

1. 辨病性 病性辨证是指在中医理论指导下，对各种症状、体征进行辨识，对其作出概括判断。通过鼻子的嗅吸分辨不同气味，可以得知疾病或是对应脏腑。人体味道主要通过口、皮肤、二阴来散发，《素问·金匮真言论》云：“藏精于肝……其臭臊，藏精于心……其臭焦，藏精于脾……其臭香，藏精于肺……其臭腥，藏精于肾……其臭腐。”（如下表）

表 3-3-1 五脏与五臭对应

五脏	肝	心	脾	肺	肾
五臭	臊	焦	香	腥	腐

患者自身异常的嗅觉也常会提示其某脏腑出现功能异常。如《灵枢·胀论》云“胃胀者，鼻闻焦臭”，《素问·腹中论》云“有病胸胁支满者，妨于食，病至则先闻腥臊臭”。甚至精神疾患问题如癔症、郁症可以出现幻嗅或是异常嗅觉。虽然嗅觉主要以鼻为主，但负责脏腑为肺，《难经·四十二难》则提出“心主嗅”，嗅觉为鼻窍之用，心神所主。故异常嗅觉也会提示肺心脑疾患。

失嗅，指鼻不闻香臭，嗅觉失常，为重要疾病先兆症状之一。产生原因如窍闭和内伤，前者多因外邪壅肺、血瘀阻窍和浊毒闭窍，属实证。《圣济总录·鼻门》有言“心经移热于肺，致肺脏不合，其窍也无以宣泄，故为齆鼻”。

某些疾病的患者有自己的特殊味道，称为病体之气，如尿骚味多见于尿毒症患者；烂苹果气味、尿液有苹果的味道多见于严重的消渴病患者；腐臭味见于疮疡严重溃烂；带下臭味伴异常颜色多为癌症；腋下随汗散发骚臭气，多为湿热内蕴，发为狐臭。治疗时气味逐渐减轻或鼻子可辨别正常气味时表示疾病逐渐改善。

2. 判病势 在治疗时，若患者身上原本没有异常气味，经治疗后逐渐出现异常气味，此为病邪之气外达之象；若患者身上原有异常气味，经治疗后气味减轻，亦属于病情痊愈之象。

在两次治疗之间，若后一次治疗时，患者身上的异常气味较前一次治疗时减轻，或患者身上的异常气味较前一次治疗时更容易产生，则提示病情好转或向愈。亦有后一次治疗时的异常气味较前一次更重者，此时往往有可能是因为患者病情较重，其深处病邪向外透达之象，需要结合其他诊法综合判断。

3. 辨治疗时机 患者身上出现异常气味是病邪外达的表现，当出现这种现象时，施术者需要通畅诊室内空气，先让患者做好保暖、避风准备，待通风后继续进行治疗。继续治疗时，若异常气味较前减轻，或没有异常气味，为病邪消散之象。此时不可在该部位过度使用手法，以免损伤机体原有正气，即所谓“中病即止”。

第四节 问 诊

问诊的主要用意在于收集疾病的发生、发展、变化及治疗的信息，通过与患者或陪诊者沟通，了解患者自觉症状、既往史、生活习惯、饮食爱好等。问诊主要内容有问一般情况、主诉、现病史、既往史、个人生活史、家族史等。一般情况指患者姓名、年龄、婚否、职业等。

一、问主诉

主诉指患者就诊时最痛苦的症状或体征，以及持续时间。一般只有 1 ~ 2 个症状，以当前疾病主症体现当前疾病的主要矛盾。询问主诉时要以开放式问句询问患者，一般用语多为“您哪里不舒服”“这样有多久了”书写时一般不能用诊断性用语，如肝阳上亢、脾胃不和等，要用具体症状、体征进行描述，并记录其持续时间，如腹部疼痛一周。

二、问病史

1. 现病史 询问患者的发病情况，来判断病因、病位、病性。现病史要围绕主诉，询问从起病开始到就诊时的疾病情况，以及治疗经过。

（1）发病过程：了解疾病正邪斗争情况，以及病情的发展趋势。要包含发病时间、起病缓急，以及发病原因或诱因，最初症状、性质、部位、当时处理情况；病后出现哪些症状，症状的性质、程度；好转或加重的时间，以及诱因；是否有新病情，有无规律等。医者可以参考《十问歌》来获得信息。十问歌内容言简意赅，临床上要灵活应用。

一问寒热二问汗，三问头身四问便；五问饮食六胸腹，七聋八渴俱当辨；
九问旧病十问因，再兼服药参机变；妇女尤必问经期，迟速闭崩皆可见；
再添片语告儿科，天花麻疹全应验。

（2）重要兼症：临床上患者叙述十分复杂，会分不清主次，所以一定要通过详细问诊分清主次关系，找出主症和兼症。辨别主症、兼症时问诊要灵活且有技巧，不能被患者思路带着走，以免脱离主题，导致问诊时零零散散，缺乏系统性。问诊时必须有目的性，找出患者最不舒服的状态为主症，并参照西医数据或检查报告提供参考方向。围绕主症寻找兼症，理清主症与兼症关系。兼症对于判断疾病有着重要作用，如患者主诉腿疼，围绕腿疼的兼症就要询问发作的具体部位、发作时间、温度变化、体感变化及肿胀萎缩等状态，掌握这些兼症就可以快速分析病情、病性的寒热虚实状态。

（3）饮食睡眠：通过了解患者饮食状态可以知道其脾胃强弱程度及病情。

饮水：口不渴，饮水少或不欲饮水者，多见于寒证、湿证；口渴，渴欲饮水，多见于津液损伤；口渴，渴不多饮者，多见于痰饮内停或阳虚水津不布；饮后即吐者，多为水饮内停；口干，但欲漱水不欲咽，表示内有瘀血。

饮食：主要分为食欲下降、食欲亢进及异食三大部分。

食欲下降分为食欲减退和厌食两部分。新病食欲减退，多因正气抗邪的保护反应。如食欲减退伴有神疲乏力、面色萎黄，多因脾胃虚弱；食少纳呆，属于湿盛困脾或饮食停滞。厌食可因饮食不节、脾胃湿热、肝胆湿热或妊娠恶阻，在临床上需详细分别。食欲亢进因胃火旺盛引起，如胃火炽盛易出现消谷善饥；虚火内扰则为饥不欲食、胃脘嘈杂。异食者多见于寄生虫感染或幼时心理创伤。

久病患者本不能食，突欲饮食，称为“除中”，是脾胃之气渐绝的现象。

睡眠与卫气循行、阴阳盛衰、气血亏盈及脏腑功能相关。《灵枢・卫气行》言“卫气之行一日一夜五十周于身，昼日行于阳二十五，夜行于阴二十五……”说明睡眠与体内阴阳运行相关，当阳入于阴时人体开始进入睡眠，阳出于阴则开始苏醒。

失眠：不易入睡型；易醒，醒后不能再睡；睡而不酣或彻夜不眠，皆属于阳不入阴、神不守舍。病因病机可分为虚和实两个方面。虚证多因阴血不足、心神失养造成失眠，如阴血亏虚证、阴虚火旺证等。实证多因邪气干扰、心神不宁造成失眠，如痰火扰心证、食滞内停证。

嗜睡：要先排除睡眠不足因素，患者不论昼夜睡意来袭，不自主入睡，多因痰湿内盛或阳虚阴盛。病因病机有三，一是痰湿困脾，症状多为困倦嗜睡，伴胸闷脘痞、头晕沉重、肢体困重。二是脾失健运，饭后嗜睡，伴神疲倦怠、食少纳呆。三是心肾阳虚，精神极度疲惫，欲睡未睡。

2. 既往史 是指患者平素身体健康状况和既往患病情况，也称为过去病史。

（1）平素健康状况：既往健康状况可与当前疾病有一定关系，可作为分析判断病情的参考依据。如素体强健，罹患疾病大多属实证；素体虚弱，罹患疾病多虚或虚实夹杂；阳虚质易感寒邪；阴虚者多为虚热证。

（2）既往患病情况：指患者过去曾罹患疾病情况。早期罹患疾病可能与现在有密切相关性，因而对诊断有一定意义。如哮病、喘病治疗后症状消除但病根尚未痊愈，就容易复发。询问既往史还要了解是否有药物或其他物品过敏史、手术史等。

3. 个人旅居史　旅居史包含出生地、居住地及经历地区。在询问生活经历时要注意某些地区的地方病、传染病，以及患者居住环境条件，以判断现在疾病是否与其有相关联系。如疟疾高发地区，易罹患疟疾；长期居住在潮湿地区（江边、河边、海边、地下室），易罹患痹症。

4. 女性问月经史　女性要询问月经史，包含初潮年龄、月经周期、行经天数、月经和带下的颜色、性质、量，绝经年龄，妊娠次数、生产次数、流产或早产情况。一般记录月经方式如下。

$$\text{初潮年龄/绝经年龄}\ \frac{\text{行经天数}}{\text{平均周期天数}}$$

5. 家族史　要询问与患者有血缘关系的直系亲属，如父母、子女、兄弟姐妹的健康情况与患病情况。必要时注意询问亲属死亡原因。询问家族史有助于诊断某些遗传性疾病和传染病。

第五节　切　诊

切是接触、靠近、按压之意。切诊即指医师以手指指腹或手掌、手背对患者身体部位进行触、摸、按、压来了解病情、诊察疾病的方法。在古代，切诊原指脉诊，但按诊法在《黄帝内经》《伤寒论》等书皆有记载，后世切诊持续发展，分为脉诊与按诊两部分。

一、切脉

切脉，又称为按脉、持脉、把脉、号脉、候脉等，是医者用手指指腹在患者身体某些特定部位的浅表动脉进行切按，感受指下脉动感、温度感，来了解身体状态、辨别病证的一种诊察方法，为中医学最有特色的诊断之一。

1. 寸口诊法　寸口诊法是指切按桡骨茎突内侧的一段桡动脉的搏动，根据脉管的形象及血液的充盈度来分析推测人体生理病理状态的一种诊察方法。

（1）寸口分部：寸口脉分为寸、关、尺三部。以腕后高骨（桡骨茎突）作为标记，中间为关，关前（靠近手腕）寸，关后（肘侧）为尺。双手皆有寸、关、尺三部脉。再细分浮、中、沉三候。如图3－5－1所示。

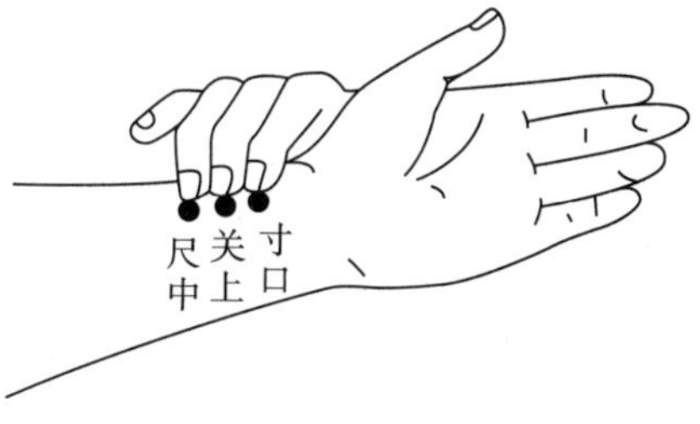

图3－5－1　寸口分部示意

（2）寸口分脏腑：关于寸、关、尺对应脏腑，历代文献有不同的记载（表3－5－1），在临床使用最多的方式为左寸关尺代表心、肝、肾，右寸关尺代表肺、脾、命门（肾）（图3－5－2）。

表 3-5-1 寸口与脏腑相应的比较

文献	寸		关		尺	
	左	右	左	右	左	右
《难经》	心/小肠	肺/大肠	肝/胆	脾/胃	肾/膀胱	肾/命门
《脉经》	心/小肠	肺/大肠	肝/胆	脾/胃	肾/膀胱	肾/三焦
《景岳全书》	心/心包	肺/膻中	肝/胆	脾/胃	肾/膀胱、大肠	肾/小肠、三焦、命门
《医宗金鉴》	心/膻中	肺/胸中	肝/胆、膈	脾/胃	肾/膀胱、小肠	肾/大肠

一般临床以《黄帝内经》“上竟上，下竟下”的原则，来划分寸口三部的脏腑。上部（寸脉）对应身体上部（横膈膜以上位置），下部（尺部）对应身体下部（肚脐以下位置），如表 3-5-2 示。寸口诊察法对应脏腑定位，需要在临床中多实践体验才能累积丰富经验找出适合自己的一个体系。

表 3-5-2 常用寸口三部分候脏腑

寸口	寸	关	尺
左	心/膻中	肝胆/膈	肾/小腹
右	肺/胸中	脾胃	肾/小腹

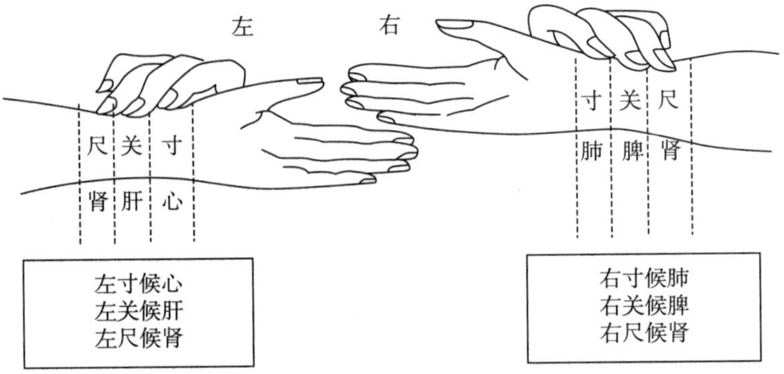

图 3-5-2 常用寸口三部分候脏腑示意

2. 诊脉方法

（1）时间：清晨是最佳时间。《素问·脉要精微论》讲：“诊法以平旦，阴气未动，阳气未散，饮食未进，经脉未盛，络脉调匀，气血未乱，故乃可诊有过之脉。”但临床上不需拘泥于平旦，只要尽量保持环境安静、内心安静，减少各种因素干扰，即可以准确反映脉象。

（2）体位：脉诊时患者应该保持正坐或仰卧位，前臂放松平举，与心脏同一水平，手掌心自然向上，手完全放松，在腕部下方垫一块柔软脉枕，充分暴露伸展腕部，保证气血畅通无阻。

（3）平息：一呼一吸为一息。医者诊脉时要保持自然呼吸、均匀呼吸，宁心静气，以自己的呼吸计算患者脉搏搏动次数。平息是指以医师的一次正常呼吸为时间单位，来测量患者搏动次数。在《诊家枢要》提到："一呼一吸之间，要以脉行四至为率，闰以太息，脉五至为平脉，其有太过、不及则为病脉。"

（4）定三关：医生以左手或右手的食指、中指、无名指进行诊脉。下指前先以中指由患者桡骨茎突向内找到桡动脉搏动点，称为中指定关；再把食指与无名指按在前后定出寸、尺。小儿或是比医者矮小很多的患者，可用一指定关法，将拇指或食指直接放在寸关尺位置上进行号脉。

（5）布指：寸关尺确定后，三指略成弓型，指端平齐，与受诊者皮肤呈现45°为宜，使指目紧贴于脉搏搏动处。指目即为指尖和指腹的交界处（图3-5-3），是手指触觉敏感部位，推移灵活，方便寻找脉管清晰处，可以根据需要适度调节力量。

（6）运指：指医师布指后运用指力的轻重，或结合推寻以探查辨识脉象。常用指力有举、按、寻等。

①举也称为"浮取"，指医生的手指轻柔地按在寸口皮肤上脉搏跳动部位以体察脉象。

②按也称"中取"，指医生的手指稍微较重按在筋至骨位置体察脉象。

③寻即寻找的意思，指医生的手指从轻到重，再从重到轻，左右推寻；或在寸关尺三部仔细寻找脉动最明显的部位，或调节最适当指力，找寻脉动明显特征。

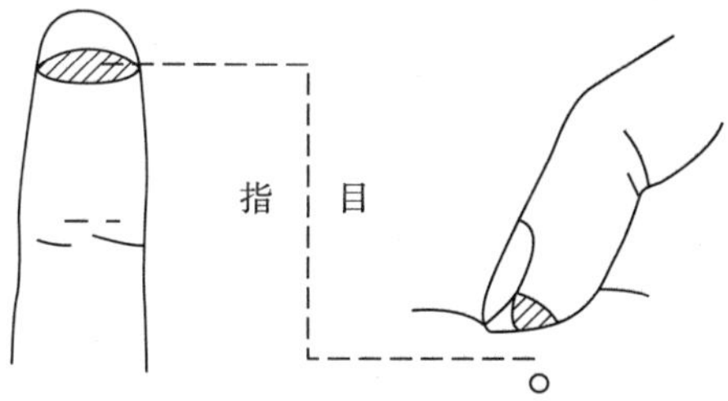

图3-5-3 指目部位示意

3. 正常脉象 正常脉象称为"平脉""常脉"，指正常人在生理条件下出现的脉象，具有基本特点，又有一定的变化规律和范围，而不是指固定不变的某种脉象。常脉反映出脏腑功能协调，以及气血充足、阴阳平衡的生理状态。

常脉特点：寸关尺三部皆有脉搏跳动，不浮不沉，不快不慢，一息四至五至，不大不小，从容缓和，节律一致。古人称为"有胃""有神""有根"。

有胃：指脉有胃气。胃为水谷之海，后天之本，是人体气血生化之源。各脏腑组织、经络的功能活动，有赖于胃气的充养。脉象有胃气，在诊脉时可感知指下有从容、徐和、软滑的感觉。

有神：指脉有神气。主要判断脏腑功能和精气之盛衰，主要在指下表现为柔和有力、节律整齐。

有根：即脉有根基，脉有根、无根主要说明肾气的盛衰。肾气是先天之气，元气之根。有根脉主要表现为尺脉有力、沉取不绝两方面。如病重患者，尺脉沉取尚可摸得，则肾气未绝，还有生机。

4. 病理脉象 《黄帝内经》记载了大、小、缓、急、浮、沉 6 种脉象，王叔和《脉经》记载了 24 种脉象。后世医家由于个人临床经验的不同，在脉象记载和命名上也不尽相同。尽管脉象种类繁多，但离不开脉位、至数、脉长、脉力、脉宽、脉率等特征，初学者需要首先把握脉象特点和主病，再逐渐临床体会手下的感觉，逐渐从理论到临床，再从临床到理论，这样对于脉象把握才能熟能生巧。在砭石疗法的适用病症中，以下 12 种脉象较为常见，分述如下。

（1）浮脉

脉象特征：轻取既得，重按稍减而不空，举之有余，按之不足。

临床意义：多见于表证，亦见于虚阳浮越。

（2）沉脉

脉象特征：轻取不应，重按始得，举之不足，按之有余。

临床意义：主里证，有力为里实，无力为里虚。

（3）迟脉

脉象特征：沉而大实长弦，坚牢不移。

临床意义：多见于阴寒内盛、疝气、癥积等病。

（4）数脉

脉象特征：脉来急促，一息五六至。

临床意义：多见于热证，或见里虚证。

（5）虚脉

脉象特征：三部脉举之无力，按之空豁，应指松软。是无力脉象的总称。

临床意义：多见于虚证。

（6）实脉

脉象特征：三部脉按举有力，来去皆盛，为有力脉象的总称。

临床意义：见于实证，或常人。

（7）洪脉

脉象特征：脉体宽大而浮，充实有力，来盛去衰，如波涛汹涌状。

临床意义：多见于阳明气分热盛，亦主邪盛正衰。

（8）细脉

脉象特征：脉细如线，应指明显。

临床意义：多见于虚证或湿证。

（9）滑脉

脉象特征：往来流利，应指圆滑，如盘走珠。

临床意义：多见于痰湿、食积和实热等病证。

（10）弦脉

脉象特征：端直以长，如按琴弦。

临床意义：多见于肝胆病、疼痛、痰饮或胃气衰败。

(11) 涩脉

脉象特征：形细而行迟，往来艰涩不畅，脉势不均。

临床意义：多见于气滞血瘀、痰食内停、精伤、血少。

(12) 结脉

脉象特征：脉来缓慢、时有中止，止无定数。

临床意义：多见于阴盛气结、寒痰血瘀或气血虚衰等。

(13) 散脉

脉象特征：浮散无根，稍按则无，至数不齐。

临床意义：多见于元气离散、脏腑精气衰败，心肾之气将绝。

(14) 芤脉

脉象特征：浮大中空，如按葱管。

临床意义：见于失血、伤阴等病证。

(15) 革脉

脉象特征：浮而博指，中空外坚，如按鼓皮。

临床意义：多见于亡血、失精、半产、漏下等病证。

(16) 伏脉

脉象特征：重按推筋着骨始得，甚则暂伏而不显。

临床意义：主里证。见于邪闭、厥证、痛极。

(17) 牢脉

脉象特征：沉而实大弦长，坚牢不移。

临床意义：多见于阴寒内盛、疝气、癥积等病证。

(18) 缓脉

脉象特征：一息四至，来去缓怠。

临床意义：多见于湿病、脾胃虚弱，正常人也可见。

(19) 疾脉

脉象特征：脉来急疾，一息七八至。

临床意义：多见于阳极阴竭，元气欲脱之病证。

(20) 短脉

脉象特征：首尾具短，关部多见。

临床意义：气虚或是气郁。

(21) 长脉

脉象特征：首尾端直，超过本位。

临床意义：常见于阳证、热证、实证。也可见于常人。

(22) 大脉

脉象特征：脉体宽大，但无汹涌之势。

临床意义：多见于健康人或是病进。

(23) 濡脉

脉象特征：浮细无力而软。

临床意义：多见于虚证或湿证。

(24) 弱脉

脉象特征：沉细无力而软。

临床意义：阳气虚衰、气血两虚证。

(25) 微脉

脉象特征：极细极软，按之欲绝、若有若无。

临床意义：多见于气血大虚，阳气衰微。

(26) 动脉

脉象特征：脉形如豆、滑数有力、厥厥动摇、关部尤显。

临床意义：多见于惊恐、疼痛。

(27) 紧脉

脉象特征：脉来绷急弹指，状如纤绳转索。

临床意义：多见于寒证、疼痛、食积。

(28) 代脉

脉象特征：脉来一止，止有定数，良久方来。

临床意义：见于脏器衰微、疼痛、惊恐、跌扑损伤。

二、触肢体

肢体触诊（切诊）是砭石疗法的重要诊断方法，其重要性在各种诊法中可以排在第一位，通过皮肤触诊可以充分把握受术者五体各自的状态和五体之间关系，关注的要点是五体的温度与应力。

1. 温度　肢体触诊需要关注的是人体体表各区域之间和各层次之间的温度差异。

若某一区域的温度与其周围区域的温度之间有明显差异，则该区域往往便是病灶所在部位。一般温度高者为局部有阳邪，如火热之邪与湿热；温度低者为局部有阴邪，比如寒邪与寒湿，如果伴有皮肤松弛和凹陷可能为气虚、血虚或阳虚。

在同一区域内，组织的深浅层次不同，也会有温度的差异。比如某些患者的皮肤部位可能较热，但用力按至筋骨部时可感到有一阵凉气，这提示该处的状态是里寒外热，表层有热，深部有寒，这些部位经治疗出现痧象后，往往可见到皮肤表面浮有一层红色的痧象，而深层筋肉部则有黑色或青紫色包块透出。

2. 应力　机体的应力是在用肢体触诊寻找反映点时更重要的参考指标。某区域的应力与它周围的应力不同，则该区域往往是患者反映点的所在部位。而应力的特点则反应了该处反映点的性质。

触诊时若觉局部组织坚硬如磐石，往往提示该部位有寒邪，且病程较久。

若觉局部组织硬而有弹性，如囊裹水，往往提示该部位有水湿痰饮停聚，若是弹性较强，即为痰气交阻而生的痰核。

若觉局部组织肿大散漫，按之如皮球，往往提示该部位有风、气之邪。

若觉局部组织初按有力，深按则质软，且颜色稍红，往往提示该部位有火热之邪，甚者发为痈脓。

若觉局部组织痿软无力，常可在其上下部位发现应力较强、质地较坚韧的组织，这些坚韧的组织即是阻断经络气血的核心病灶，一般为痰、气、瘀交阻导致经脉不通，远端得不到濡养而致。

触诊时若发现局部骨骼形态有异变，需要先检查骨骼周围，看有无皮、脉、筋、肉部的反映点，骨骼的病变往往是其余四体异变所导致的终末结果，不宜只将注意力放在骨骼上，要先松解皮、脉、筋、肉，然后才能调理骨骼病变。

应力异常部位的形态、体积也尤其需要重视。

若应力异常部位面积较小、分布较散、层次较浅，则提示局部的病邪不重，经络的阻滞程度轻。

若应力异常部位面积较大、分布集中、层次较深，则提示局部的病变较重，经络阻滞严重。

正常人身体上的应力异常部位较少，即便有，一般也多呈点状，散在分布于人体经络循行路线上，当机体病变逐渐严重时，点状的应力异常区域（反映点）便会逐渐扩大、结聚，形成结节（反映面）、团块（可称为反映块）等，再发展会形成一条应力异常的条索（反映带）。

反映带一般情况下多沿经络循行路线分布，此时人体病变程度往往较轻，随着病变加重，反映带会垂直于经络方向延伸，阻断多条经络，此类反映带即《黄帝内经》中记载的“横络”。“一经上实下虚而不通者，此必有横络盛加于大经，令之不通，视而泻之，此所谓解结也。”（《灵枢·刺节真邪》）这些横向的反映带（面、块）往往是砭石疗法调理的重点。

经络被反映带所阻断后，经络内运行的气血受阻，信息传递受到干扰，便会诱发经络所归属的高层次功能系统的病变，故反映带的位置，是定位人体功能性系统病变位置的重要参考。

按语：横向的反映带（面、块）往往提示较严重的病变，中医经典称其为横络，其病变的严重度一般以横络所涉及的经络数量有关。例如，左上臂天泉穴附近是横络多发的区域，此处的横络往往与心脏的状态存在密切关系，当此处出现的横络横断三条以上的经络时，便会发作心梗，心梗患者的上臂段也几乎都可以扪及横断三条以上经脉的横络。

第四章 砭石疗法治疗理论

砭石疗法治疗的根本目的是调节人体内稳态，令人体生命过程环节无太过与不及；治疗的主要关注点是稳定作为功能性系统（关系群）的藏象系统，其中脏腑系统作为藏象系统中的关键子系统，更是关注的焦点；治疗的着眼点是调节人体内外物质－能量转化并创生出信息的过程；治疗的具体着手点是调整作为功能性系统与实体性系统之交界的五体系统，来打通经络这一生命信息之网；治疗取效的依据和关注重点则是人体系统自和力的激发。

第一节 调节内部稳态——补虚泄实，以平为期

稳态指正常机体通过调节作用，使得各个器官、系统协调运作，共同维持内环境的相对稳定状态。人体作为一个开放的复杂巨系统，其稳态的维持有两个特点：一是在开放中维持其自身的稳态，即通过与外界进行物质能量交换，摄取信息（负熵）来消除系统内部的不确定性（熵）；二是在人体系统稳态的维持方面，系统内在关系的稳定较系统物质实体的正常更为重要。调节人体生命过程——气化活动，使之有序运行，是砭石疗法的根本目的。

一、观气化过与不及，总览全体，以调五脏生生之气

古人将人的生命过程称为“气化活动”，亦称“一气周流”，从系统科学语境来看，“一气周流”指的乃是人体系统内“物质－能量”互化并创生出信息的过程，又可分为生、长、化、收、藏五个阶段，分别对应中医学中的五脏——肝脏、心脏、脾脏、肺脏、肾脏。

肝脏映生，指人体系统内物质转化为能量这一生命环节；心脏映长，指人体系统内能量输布、应用这一生命环节；脾脏映化，指人体系统内能量转化为物质与物质的输布这一生命环节；肺脏映收，指人体系统内物质的去芜存菁这一生命环节；肾脏映藏，指人体系统内精华物质的封藏、贮存这一生命环节。示意如下，图 4－1－1：

这五个环节发挥过度则为太过，发挥不足则为不及。砭石疗法在进行诊疗前，首先要对人体生命过程五个环节的状态做一判断，确定哪一个环节的失常是人体系统发生紊乱的关键、失常的状况是太过还是不及，从而确定治疗的总方向。在治疗的总方向确定后，继续对该系统之下的子系统进行分析，分析的重点则是脏腑系统与五体系统。脏腑系统是五脏系统的关键子系统，五体系统是五脏、脏腑等人体功能性子系统（软件系

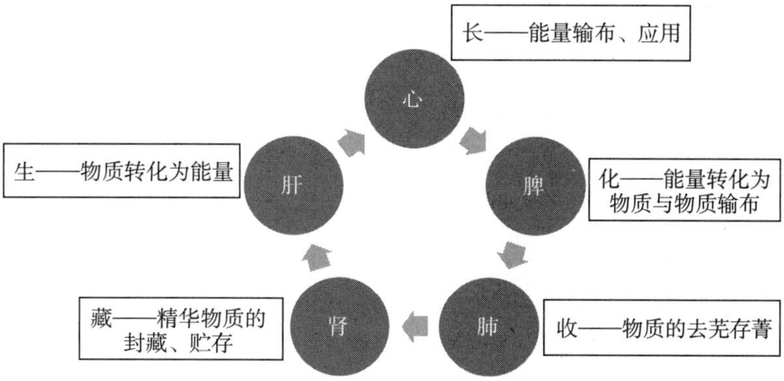

图 4-1-1 五脏“一气周流”系统内“物质-能量”转化示意

统）在物质实体层面的基础（硬件系统），并且是人体信息通路——经络系统的直接平台支撑。

以肾藏病变为例，肾藏的病变可以划分为封藏太过与封藏不及两类。肾藏封藏太过，指人体精华物质无法转化为能量，多以畏寒、怕冷、疲劳、脉沉、嗜睡为表现，判断出肾封藏太过这一大象后，便可以为治疗奠定“启发肾精”这一大的治疗方向，治疗时可以重点刺激涌泉与肩井；肾藏封藏不及，指人体精华物质不能收敛，阳气外越过度，可表现为阳强不倒、烦躁焦虑，认清肾封藏不及这一大方向后，治疗时便以“交通心肾，顾护肾精”为主要治则，背部刮法为重点手法。

二、调脏腑之关系，交通心肾，和解肝脾

脏腑系统是人体系统中的关键子系统。《黄帝内经》中有“五脏六腑”“六脏六腑”和“十一脏”等多种提法，这是因为脏腑系统的本质是人体系统的功能单位，而属性功能是关系实在在空间维度上的体现，从不同的参考系出发，划分出的关系群会有不同，即分辨出不同的脏腑系统，描述方式虽有不同，但它们的表述对象皆是人体系统，因此，在学习相关理论时务必要厘清理论所着眼的参考系，不宜将不同系统层次的事物混淆。

本书立论所着眼的系统主要是“六脏六腑”系统，包括手厥阴心包（手心主）、手少阳三焦、手少阴心、手太阳小肠、手太阴肺、手阳明大肠、足厥阴肝、足少阳胆、足少阴肾、足太阳膀胱、足太阴脾、足阳明胃。《素问·灵兰秘典论》记载：

“心者，君主之官也，神明出焉；肺者，相傅之官，治节出焉；肝者，将军之官，谋虑出焉；胆者，中正之官，决断出焉；膻中者，臣使之官，喜乐出焉；脾胃者，仓廪之官，五味出焉；大肠者，传导之官，变化出焉；小肠者，受盛之官，化物出焉；肾者，作强之官，伎巧出焉；三焦者，决渎之官，水道出焉；膀胱者，州都之官，津液藏焉，气化则能出矣。”

《素问·灵兰秘典论》中的这段经文以国家系统中的官职结构为例，描述了人体十二个脏腑的功能关系。本书对脏腑论述主要以此段经文为本，其中又有两处发挥。

一是认为“膻中”即“心包”，古人用膻中穴代指心包，原因有四。

第一，从功能上看，心包“代心行令”“代心受邪”，称其为臣使之官亦可，此处经文称膻中为臣使之官，两者可能指称同一事物。

第二，从解剖位置上看，心包系统的物质实体基础是心脏外面所包绕的心包结构，有系膜与胸腔相连，膻中穴位于胸口中央，以膻中代指心包亦未尝不可。

第三，从治疗效果来看，用砭石疗法（刮法、点法）调理患者心包经及胸腔前部时，常常可以引起患者的“喜笑反应”，亦有时会出现“哭泣反应”，但经治疗后其情绪压力会大大缓解，心情变得畅快。

第四，《灵枢·胀论》曰：

“夫胸腹者，脏腑之郭也。膻中者，心中之宫城也。”

心中之宫城亦心包之代称，故综上所述，此处的膻中是代指心包而言。

二是认为脾胃的功能当分开来看。脾胃的功能在《素问·灵兰秘典论》中被合并记述为“仓廪之官，五味出焉”，《素问遗篇·刺法论》中又将脾单独论述，称：

“谏议之官，知周出焉。”

《素问·经脉别论》记载：

“饮入于胃，游溢精气，上输于脾，脾气散精，上归于肺，通调水道，下输膀胱，水精四布，五经并行。”

这即是说脾具有“统摄”“调度”一类的功能。将胃所吸收来的水谷精微之气调度、输布周身，来维持人体系统有序运行。

保障十二脏腑功能关系的和谐即是在维护人体系统内部的稳态，通过望闻问切四诊，了解患者脏腑功能的太过与不及，太过者损之，不及者补之，最终要达到的目的是“君主之官以明，十二官以安”。

十二脏腑的调整中又有主次之分。以手足三阴三阳划分脏腑属性，同名之脏为本，腑为标，腑以脏为本，比如手太阳小肠以手少阴心为本。理解十二脏腑调整中的主次关系需要注意以下几点。

第一，六脏之中，君主之官心是调节的关键，这并非是说调理时只刺激心脏的反映区，而是要求通过调节十二脏腑之间的关系来优先恢复心“主神明”“主血脉”的功能。

第二，心脏功能的发挥首先有赖于肾脏所藏精气的支持，即需要心肾相交，这即是说，在治疗时，肾脏相关的反映区也是重点。

第三，心肾相交通有赖于中焦脾胃从中协调，胃主受纳，从外界吸收水谷精微（物质能量），封藏入肾，是为后天之精，脾主升清，将精气上输于心肺头目，因此，调节心肾又以调和脾胃为要点，需要重视涵养胃气，刺激脾胃的反映区。

第四，脾胃的功能又往往受到肝胆功能的影响，因此，在治疗时又要关注对肝胆的调节。

可见，在治疗之前要对患者脏腑功能的整体状态做好把握，判断其正气的虚实状态，确定操作步骤和治疗程度。

经治疗后调节起效主要体现在：睡眠的改善、情绪状态的平稳、饮食排泄的正常、脉象的均匀和缓这四个方面，这是脏腑关系协调稳定的反映，需要注意的是，人后天之精的产生全赖胃家吸收水谷精气供应，胃气可谓是脏腑协调的动力源泉，故在砭石疗法治疗过程中常以足三里为重点刺激区域来恢复胃气。

三、调五体之高下，各安其性，复归其常

人之五体即“皮、脉、肉、筋、骨”，五体分别配属五脏。《素问·六节藏象论》记载：

“心者，生之本，神之变也；其华在面，其充在血脉，为阳中之太阳，通于夏气。

肺者，气之本，魄之处也；其华在毛，其充在皮，为阳中之太阴，通于秋气。

肾者，主蛰，封藏之本，精之处也；其华在发，其充在骨，为阴中之少阴，通于冬气。

肝者，罢极之本，魂之居也；其华在爪，其充在筋，以生血气，其味酸，其色苍，此为阳中之少阳，通于春气。

脾、胃、大肠、小肠、三焦、膀胱者，仓廪之本，营之居也，名曰器，能化糟粕，转味而入出者也，其华在唇四白，其充在肌，其味甘，其色黄，此至阴之类，通于土气。

凡十一脏，取决于胆也。”

这段经文中的心、肺、肾、肝与《素问·灵兰秘典论》中的心脏、肺脏、肾脏、肝脏不同，它们直接与春、夏、秋、冬四气相通应。四气是借四时为例描述生命过程的“生、长、收、藏”四个阶段，《素问·六节藏象论》中的心、肺、肾、肝与四气相应，即是直接代指人体系统生命过程的“生、长、收、藏”四个阶段，亦可以理解为四种功能系统，它们的系统层次比脏腑系统的系统层次要高，应称为“藏”。“脾、胃、大肠、小肠、三焦、膀胱”是就人体与外界进行物质能量交流的功能而言的，直接表征人体有形物质与外界能量的转化过程，可以概括为“脾家”，或者称“脾藏”，其功能含义可以概括为“化”。“化”有两层含义，一是“生、长、收、藏”这四个生命过程阶段的转化，二是无形的功能转化为有形的物质实体。

人之五体分别对应于五藏，是五藏功能系统的子系统。它们一方面有着物质实体层面的基础，可以看得到、摸得到；另一方面它们也无法仅仅用某一类实体物质来概括。以“筋”为例，《灵枢·经脉》记载：

“人始生，先成精，精成而脑髓生，骨为干，脉为营，筋为刚，肉为墙，皮肤坚而毛发长，谷入于胃，脉道以通，血气乃行。”

“筋为刚”是在形容“筋”的功能。刚，坚也。(《增韵》）在中医语境中，筋代指的应是具有坚强、约束功能的一系列实体物质所组成的一个功能系统。西医学通过解剖人体所找到的筋，是人体内联络肢节、包绕肌肉的致密的结缔组织，其循行路线与中医学理论里经筋的循行路线基本类似，但也并不完全重合。因此，从系统学角度看，中医的筋应该指的是肌梭、肌腱，以及韧带、关节囊等具有张力本体感受性的线性组织功能

连续而成的，具有形态、功能与感知信息相统一的人体有机系统组织[①]，它是功能性系统与实体性系统交界处的存在。其他四体的状况也基本与筋相同，不可将其等同于西医学的解剖组织视之，可以将之称为实体属性较强的功能系统。

即便是在调节“五体”这样的实体属性较强的功能系统时，关系调节的思想也应放在首位。治疗皮肤，不是只按揉皮肤，而是通过调和五体间的关系来调整皮肤的张力，让皮肤的毛孔正常开合，调整骨骼不是直接用蛮力将骨骼复位，而是通过对皮、肉、筋的逐层松解，修复其原有属性功能，令机体自动复位，必要时可以稍稍使用整复手法来整复骨骼，皮、肉、筋、骨各安其位，则血脉自然通畅，人天之间进行信息沟通的桥梁也随之被打通，外界的信息得以顺畅地传入人体，人体应天地之时势而变，状态自然健康。

五体各安其位的具体表现有五方面。

（1）皮部：皮肤的毛孔开合正常，局部无明显色泽、温度的差异，局部皮肤张力与身体整体没有明显的差异，提捏时可与下层组织分离，无黏滞感。

（2）脉部：血管应在皮肤肌肉之下，不浮胀于肤表。

（3）肉部：肌肉的分布呈流线型，各部位肌肉的应力柔和，没有明显的应力差别和温度差异。

（4）筋部：身体柔和而有韧性，在对身体进行触诊时，不应触及小的结节、包块或条索。

（5）骨部：骨骼无明显解剖位置及形态异常，骨上基本附着有肌肉。

第二节　调节质能转化——交通精气，畅达气机

人的生命过程可以概括为质－能转化创生信息的过程，物质能量的运行又分为两类。一是人体系统内部能量物质的运行，即气机升降；二是人体系统与外环境之间进行物质能量交流，即气机出入。两者相互依存，不可分割，即所谓“出入废则神机化灭，升降息则气立孤危”（《素问・六微旨大论》），出入即气立，升降即神机。调节人体质－能转化（神机与气立），是砭石疗法治疗的重要着眼点。

一、根于中者，命曰神机——调气机升降

《素问・五常政大论》记载：

“根于中者，命曰神机，神去则机息。”

“神机”指人体系统内部各组分间的协调机制，在气机上主要涉及气的升降，表现为人体功能系统间的协调。

“根于中者”的“中”乃是就脾胃而言。脾胃之气亦称中气，脾胃的实体脏器也位

---

① 茹凯，刘天君．“经筋”实质的系统科学研究［J］．北京中医药大学学报，2010，33（04）：229－233，245.

于人体躯干的中央部位，脾胃所受纳、摄取的水谷精微是人身气血之源，气血（能量－物质）是人体气机（信息）的载体，人体内部气机的升降（功能的运行）皆以脾胃之中气为根本。因此，在用砭石疗法进行治疗时，若患者的身体状况允许，要尽量打通其太阴、阳明经脉上的瘀滞，恢复脾胃功能。

与人体气机升降关系最为直接的两个脏腑则是肝与肺，肝气主升，肺气主降。人身经络之气的循行始于肺而终于肝，作为人身经气循环的两端，肝、肺之气的升降是鼓动经气的主要力量，因此，疏通肝、肺两脏之经络可以推动人周身气血运行。但是在临床实践中，疏通肝、肺经气常通过疏通手厥阴心包经来实现。一方面心包与肝脏同属于厥阴经气，心包之气与肝气相通，调理心包可以养肝；另一方面心包与肺同居于上焦，心包主要负责心肺部气机的疏泄，调理心包又可以畅达肺气。因此，在调理人体气机的升降部分（神机）之时，手厥阴心包经是手法操作的重点区域，在肘窝手厥阴心包经循行之处使用拍法是广泛适用于多种疾病调理的基本手法。

二、根于外者，命曰气立——调气机出入

《素问·五常政大论》记载：

“根于外者，命曰气立，气止则化绝。”

“气立”指人体系统与外环境之间的协调机制，在气机上主要涉及气的出入，表现为机体内外组分之间的协调，与心肾两脏密切相关，同时也具体体现在人之五体的关系上。

“根于外者”的“外”指的是外环境。心、肾之间的协调作用是“气立”的直接来源。肾将人体精华物质封藏于里，通过气化作用令精化为气（精华物质转化为能量），经心的调度行于周身，此即所谓：“心部于表，肾治于里。”（《素问·刺禁论》）心肾贵在能沟通相合、水火既济，即“心肾交通”。心肾交通可以理解为人体内的物质－能量之间的转化圆融无碍的一种状态：肾以其所藏之精上奉于心火，鼓动全身气血运行，来推动支持人体生命活动。因此对心肾的调理是每次砭石疗法治疗都不可或缺的步骤。调理心肾并非只是对少阴经脉的疏通，更重要的是对太阳经脉的调理。太阳经脉是人体内部精气经过气化遍行周身的重要途径，也是人体物质向能量转化这一生命环节的主要发生场所，因此，交通心肾最常用的方法便是疏通太阳经脉的阻滞。足太阳膀胱经循行区域是最为常用的调理位置，刮头、颈、肩、背部是调理疾病时的必备手法。

在人体与外环境的沟通上，五体系统是最直接的桥梁。皮脉应天，位于人体最外层，合于肺、心，与天气通；肌肉应人，位于机体中间层次，合于脾、胃，与人气通；筋骨应地，位于机体最深处，合于肝、肾，与地气通。人处在生理状态时，气血不仅沿着经络顺畅循环，还依照从筋骨至皮脉的顺序从里向外缓慢流布。当人体产生痹邪时，不仅会阻碍经络之气循行，破坏人体系统自我循环，还会影响人身精气气化（质能转换）由里出表的人天循环，用砭石疗法将痹邪消去，便可以恢复精气的内外循环，实现“生气通天”。

还有需要注意的是，出入与升降这两类气机是人整体气化活动的两个方面。升降出

入的异常皆因气机受阻所致，而人体内的一切结构皆是气机的升降出入所呈现出的结果，调节气机出入的同时也就影响了气机升降，调整气机升降的同时也改善了气机的出入，所以两者不可截然分开。在治疗时，调节气机的升降常用刮擦类手法，而调节气机的出入时，尤其是局部的气机出入，常用拍打类手法。

第三节　通畅信息流动——通脉除痹，协调为用

人体系统稳态的维持以系统内部信息交流的通畅为重要支撑，人体局部实体结构的异常往往皆起源于信息流通受阻，即作为人体生命信息之网的经络的阻塞。打通人体经络，促进人体内信息的正常传输，是砭石疗法取效的根本机制，也是砭石疗法治疗的着手处。

一、通痹的目的是调气行之失度——打通信息通道的阻滞

人体系统是一个开放的复杂巨系统，其结构又被称作耗散结构，所谓耗散结构，即是指该系统要在与外环境之间连续的物质－能量－信息交换过程中维持自身的结构。信息较物质与能量而言，在维持复杂巨系统自身结构时发挥着更加重要的作用。物质与能量是信息的载体，信息是在质－能转化过程中创生出来的存在，人体系统的紊乱往往是先从信息传递紊乱开始的，信息紊乱诱发人体系统内在关系变化的失调，最终导致人体形态结构的变化。而信息的紊乱，往往来自于信息传输通路——经脉的瘀堵，导致经脉瘀堵的病因在砭石疗法理论中被称作“痹邪”，痹邪所在之处即是积聚所在之处，是诊疗过程中尤其要重视的反映点，多表现为颜色、形态、温度、应力的异常。积聚可因多种不同属性的病邪共同导致，这一认识源自于《素问·痹论》，经文记载：

“风寒湿三气杂至，合而为痹也。”

痹症的根本病机是人体气机阻滞，其病因主要为风、寒、湿三类邪气。风、寒、湿本质上皆是人体系统内在关系变化的体现，因其常相兼为病，导致不通则痛的痹症，故本书合称此三邪为“痹邪”。这三种邪气皆可导致经脉的阻滞，妨碍气血运行、信息传递，而“风性主动”，可令经气在经络被寒湿所阻滞的情况下仍能部分流通，不至于彻底堵塞，令人体内部信息传输彻底中断，故风气盛者，疼痛发作部位转移，被称作“行痹”，此痹病容易向愈，因风气可鼓动气血运行故也。但寒湿之邪太过，风气无法彻底通畅经脉，故令气血瘀阻之处痹病较重，中医称为“痛痹”“着痹”；郁结的痹邪阻滞于肢体日久不愈，影响及脏腑则发作为脏腑痹症，但其发病之根本皆在于气血流行不畅，信息传输受阻。

砭石疗法在调理疾病时主要关注的是人体系统内部信息流通的状态，打通阻滞人体系统内部信息流通的环节的过程即是通痹的过程，通痹的本质即是打通人体内部信息流通的路径，人体实体结构的病变乃是信息流通受阻后发生紊乱所导致的结果，对它进行调理，要以令人体内部信息流正常运行为本。例如，治疗左胁肋胀或乳房增生的患者，拍打其病灶同侧腿部的足少阳胆经区域后，胆经上的筋包、横络等反映点会透出，胁肋

的胀满感与乳房的增生会逐渐消除。

二、通痹的途径是调形体之失位——恢复五体之间的协调关系

通痹的具体途径则是调整人体形体关系的失常，亦即是形体的失位，具体来讲是五体之间关系的异常，包括某一体自身的异常及其与其他四体之间的关系的异变。经络、脏腑等人体功能性系统可比作是系统的软件，五体系统作为实体属性较强的功能性系统，可称作是支撑这些软件系统的硬件。人体的病变往往始于功能关系的异常，首先在能量输布的异常上，即先病无形之气（能量），再病有形之质（物质实体），功能关系的病变并不能被彻底地还原某种物质实体来解读，五体之关系失常，一般表现为“积聚”，亦即局部组织的增生、粘连，可以理解为局部的物质因各种原因影响而产生堆积，未能及时转化为能量，影响了信息转输作用的发挥。《素问·刺节真邪论》记载：

“一经上实下虚而不通者，此必有横络盛加于大经，令之不通，视而泻之，此所谓解结也。”

“横络”即是五体关系失常，产生“积聚”的典型体现，其所在部位往往已经出现局部组织应力的变化。这些积聚而成的病灶按照导致其产生积聚的病因的属性来划分，可分为寒、热、燥、湿、风、火等类，但其共同点则是皆可阻滞经络气血运行，妨碍信息传递。此外也有部分“积聚”没有体现为机体应力的改变，而是表现在局部颜色、温度的变化上，这属于五体关系紊乱的更初期表现。消除以“横络”为代表的这些“积聚”，是恢复五体间关系的重要方法，砭石疗法借助砭石自身的场能并配合恰当的手法，来促进机体局部物质向能量转化，实现对人体局部气机的调理，通过对局部气机的调整来干预人体整体功能系统机能的发挥，从而实现对疾病的调理。

以心梗患者的治疗为例。心梗患者的天泉穴附近常可以扪及阻断三条以上经络的“横络”，即横向反映带，其中手厥阴心包经、手少阴心经、手太阴肺经三条经络是必然被阻断的，该“横络”常深透至骨，即应力异常由皮肤一直影响到骨部，体现为“皮－脉－肉－筋－骨”整体的粘连，并多伴有颜色和形态的改变，可以明显看出该部位与周围正常组织之间的区别。此种反映带产生的直接原因即是机体局部的物质－能量转化失常，导致了物质的郁积，其危害主要体现在两方面：一方面阻碍其远心端组织的气血供应，导致肢体痿软无力；另一方面影响内脏中代谢废物的排泄，导致内脏的痹阻，进而诱发心梗。

砭石疗法通过对横络进行刺激，将局部郁积的物质转化为能量，从而松解局部五体之间的粘连，恢复五体正常状态，打通气血循环的通路，使得内脏中瘀堵的代谢废物得以正常排出，进而改善内脏气血供应，从而治疗心梗。

第四节　调动系统自和力——适度治疗，自复为本

人体系统的自组织机制是人体系统演化发展的基础，也是稳态维持的重要依据，自组织机制也被称作“系统自和力”。中医学的治疗并非是直接解决人体的病变，而是充

分激发、调动人体的系统自和力，令人体自我修复、自我完善。这就要求医者在治疗时遵循适度原则，充分激发人体系统自稳调节力，减少不必要的干预。

一、以神会神，适度治疗

通脉除痹、畅达信息流是砭石疗法取效的根本机制，砭石疗法的操作手法几乎皆为消除人体的异常反映点、通畅经络而创立，但是这并不意味着在一次治疗中的刺激量越大、消除的反映点越多，疗效就越好。人体处于病理状态时，其系统内在关系长期处在紊乱状态，内部信息交流出现障碍，会导致人体系统物质实体层次的病变，经过砭石疗法治疗后，人体局部的关系得到调整，会诱发整个人体系统内在关系结构的改变，如果在一次治疗过程中消除的反映点过多、消除反映点的速度过快，诱发人体内在关系的剧烈变动，反而容易导致人体实体结构无法迅速适应新的功能状态，诱发晕砭等危症出现。

比如，某患者体质长期处于偏寒湿的状态，在治疗过程中医者若是在短时间内将患者的厥阴脉打通，可使其心肺之气振奋，鼓动气血运行，但患者的血脉已经适应了人体长期的低水平运行状态，气血运行较缓慢，血脉内部可能存在大量瘀堵，此时气血运行陡然加速，反倒有可能造成新的阻滞，将血脉彻底阻塞，轻者会导致短暂的高血压，表现为头晕，重者甚至会导致休克。因此，在治疗时不能在一个部位过度治疗，亦不能过度追求出痧等局部脉络畅通的体征，要时刻观察患者神志，及时询问患者诉求，依据当前状况调整手法类型、施术部位及治疗时间。

二、调整枢机，关系自和

人体系统具有系统自和力，也就意味着并不是人体系统内的所有阻滞都需要用砭石疗法来进行调整、疏通。一方面，人体内瘀堵的产生往往源于人体内存在着的不正常的形态关系，比如骨骼的错位、不良的行动姿势所导致的关系异常；另一方面，人体的瘀堵产生往往有先后次序，先出现的瘀堵（反映点）经常是后出现的瘀堵（反映点）的诱因，前者可谓是诸多反映点之中的关键点，可称作“枢机点”，枢机点的产生也往往与人体的异常形态关系存在着密切的关系，因此，调整枢机点既可以消除其他次要的反映点，也有助于人体正常形态关系的恢复，消除导致瘀堵的更基本诱因，实现“治病求本”。

枢机点主要分布在以下三类区域：①肘窝与腘窝处。②长骨骨骼的中段附近，如小腿部位的承山穴附近、前臂的内关穴附近和上臂的天泉穴附近等。③反映点集中分布的反映区中范围最大、应力最高的反映点，多位于反映区的中心或上下边缘处。

按语：肘窝与腘窝是经脉汇聚之处，亦是脏腑邪气积聚之处，“心之邪沉于两肘”“肾之邪沉于两腘”，心－肾活动可谓是人体生命活动的主轴，因此肘窝与腘窝是枢机点重点分布的位置。从西医学角度看，腘窝与肘窝有大量淋巴组织分布，淋巴系统排毒功能不利，便极容易在这两种部位产生瘀滞，因此腘窝和肘窝常常是调理的重点位置。

第五章　砭石疗法手法

本章是本书上编与临床之间关系最为紧密的部分，主要介绍砭石疗法手法的施术原则，21 种基础手法的操作技巧、适用部位、适用证候，治疗的时间、常见病的疗程，以及在砭石疗法治疗过程中一些突发事故的处理方案。

第一节　施术原则

一、由上到下，由里向外；由轻到重，由缓到急

1. 由上到下　人的生命活动以阳为主，以阴为从，机体内外物质－能量的交通循环是人生命过程的主体，人的实体结构是物质－能量转化循环过程的结果，即一般系统论创始人贝塔朗菲所说的：

"结构就是过程流的表现。"①

就人身而言，上部为阳，下部为阴；就脏腑系统而言，腑为阳，脏为阴，三阳之经皆上行于头面，故砭石疗法的治疗顺序一般皆是先上部、后下部，头部往往是治疗的起始部位。此外，人的神志是人生命活动之中系统层次最高的功能，大脑是神志功能在实体性结构上的集中体现，砭石的由上到下治疗也有首重神志之义。心主神明，由上到下的施术原则也是重视心肾两藏精（物质）－气（能量）转化功能的具体体现。

2. 由里向外　人体的气血流通多从躯干部转向四肢部，因此，在使用手法时，通常从躯体的近躯干部位向肢体远端逐渐扩展，从而达到促进气血运行、打通经络系统信息传导通路的目的。

3. 由轻到重，由缓到急　砭石疗法的多数手法刺激作用强，见效快，一些手法所造成的疼痛较重，因此，需要注意施术的节奏。手法力度要由轻到重，操作速度要由缓到急，作用层次要由表及里，以便恰到好处地消除病灶，提高患者接受度。

二、调气为本，不求出痧；发力适度，均匀连贯

使用砭石疗法进行治疗，一般要到患者皮肤出痧或身体有发作寒热的感觉之时才可以取得较好的效果，但也要根据患者的年龄和身体状况而决定治疗的力度和时间。年龄较大或身体气血亏虚者切不可强求出痧，当循序渐进，以患者自身感觉及症状、体征的

---

①　贝塔朗菲．一般系统论［M］．北京：清华大学出版社，1987：25.

改善为准，即以调畅经络、通达信息、修复功能为治疗的根本。手法的力度要恰到好处，不可单一地以渗透有力为追求，用力需均匀连贯，持续施加信息干预。

三、因病所宜，手法各异

不同手法的适用部位不同，治疗时不宜仅使用单一手法。

比如，肌肉丰厚的部位适合施予刺、刮、拍、揉、振、拔、温；筋骨旁边适合施予刺、刮、揉；激发经络气血时，以刺法为主，或结合揉、温两法；用于活血化瘀、祛邪排毒时，常采用拍、刮、揉、振、拔等方法。各种手法的具体适用情况，下节中将详细说明。

四、统观反映区，筛选施术点

人体是一个开放的复杂巨系统，系统内在关系极为复杂，体表的变化可以反映体内的改变，实体器官的异常可以反映功能性系统的病变。经络和腧穴是人体信息传输的通路与关键节点，它们作为功能性的存在，反映了更高系统层次的脏腑等系统的功能状态，具体体现在其循行部位附近的五体状态上，自古以来都是指导中医外治法实践的重要理论。有学者①将传统的腧穴、经络用系统科学思想诠释为反映点、反映带，并依据对人体信息反应数据的整理对人体体表区域进行划分，诠释为与人体内部器官相通应的反映区，指出五体所反映的经络与腧穴的病变部位并非一直位于经络和腧穴的常规位置上，而是会在整个反映区内有所体现，体现的层次也有深浅的区别，需要仔细辨别，精准施术。砭石疗法由于手法的操作范围较广，以及砭石本身所具有的通畅气血的作用，其刺激作用范围大、刺激效果强，故在治疗时可以从大的反映区着眼；若病灶所处部位较为危险，可以选择在相应反映区内较安全的部位施加手法。

第二节 具体技法

一、心法类

心法类技法共有 8 种，此类手法蕴含、体现于操作类手法之中，需要仔细体会才能彻底掌握。

1. 补法 使用砭具振奋气血从而补益脏腑的方法称为补法。可分广义补法与狭义补法两种。

（1）操作方式：广义补法是指通过砭石自身的特性，来促进人体气血运行、提高机体局部温度，即振奋人体阳气，与砭石接触这种行为即可对人体产生广义的补益效果（凉法除外）。操作类手法中的感法与温法是对砭石自身温补属性应用的典型代表。

狭义补法则是就砭石疗法手法的操作方向和治疗部位的先后次序而言。砭石疗法治疗一般皆遵循从里向外、自躯干向四肢的治疗顺序和手法作用方向，以促进气血向肢体

---

① 金观源，相嘉嘉，金雷．临床针灸反射学［M］．北京：清华大学出版社，2014：37－53.

运行为主。在实际应用中，砭石疗法往往被用来打通人体系统内的瘀滞，即“以补兼泻”，有时会导致某些较虚弱的患者躯干部的气血（物质－能量）不足，此时可将手法的操作方向变更为由远心端向近心端施术，比如在使用刮法时从远心端向近心端施术、在使用刺法时向心脏方向轻刺等，此皆属于狭义补法的范畴。

（2）适用范围：广义补法的思想贯穿于除凉法外的全部砭石疗法手法之中，适用于所有疾病与证候的调节，应用范围极广；狭义补法的操作方法多用于部分虚脱疾病的急救与晕砭的处理，使用频率相对较少。

（3）技法要点：使用狭义补法时，力度易轻，频率宜缓，动作需连贯均匀。虚而补之，向心而行，其中深奥，尚须专心。

2. 泻法 使用砭具清泻经脉上的瘀滞邪气，促进气血流动，将深部筋骨之邪引至体表，进而将内在脏器之邪引至肢体，从而调整机体内在关系状态的治疗方法称为泻法，亦称通法。可分为广义泻法与狭义泻法。

（1）操作方式：广义泻法是指借助砭石促进人体气血循环的特性，打通人体经络上的瘀滞邪气，这其实是对砭石补法的另一种诠释。

狭义泻法与狭义补法相同，亦是就砭石疗法手法的操作方向和治疗部位的先后次序而言。砭石疗法治疗遵循从里向外、自躯干向四肢的治疗顺序和手法作用方向，促进气血向肢体运行，在此过程之中打通五体之中由于各种因素导致瘀滞而产生的病理产物，此即所谓狭义泻法。

（2）适用范围：泻法（通法）的思想与操作方式贯穿于除补法外的全部砭石疗法手法之中，除虚脱证及晕砭外，其余病证皆可使用。

（3）技法要点：使用泻法需要视患者正气之虚实来决定本次治疗所选用的操作类手法，以及手法作用部位的次序，时刻关注患者状态的变化，调整手法的力度与操作频率。实而泻之，远心而行，其于末端，切记勿过，以度为贵，切忌速成。

按语：我国古代医家皆以气血通畅、阴阳平和为人体健康之本。如黄元御，提出“一气周流”理论，认为人体的生理状态即是一气周流顺畅，病变则是气机运行阻滞的结果。气机出现阻滞后，气血郁积之处为实，化生气、湿、痰、瘀、寒热等病理产物，气血通行不及处则为虚，故人身之虚实之间皆自身元气变化之结果，虚实所体现的正气与邪气之间亦不曾有绝对的分隔，俱是人体自身气机的体现，通过调畅经络而畅达气机。从现代系统学角度来看，人体是一个开放的复杂巨系统，人的生命活动可以视作一个场——一个连贯的时空演化过程，在这个场中产生了相对关系的分化，体现为功能属性，表现为六经经气、脏腑、经络等功能性系统，最终体现为物质实体层面的人体解剖结构系统，无论虚实、正邪，皆是人体系统内在关系变化的体现，皆统一于人的生命这个关系场的演化之中，即便是人体受到外来的干预，如“风、寒、暑、湿、燥、火”六淫，最终导致的病理症状也只是人体自身功能关系变化的结果，并非有“风素”“火素”等物质实体进入人体内部，从施治的角度来看，并不存在所谓“外来的邪”①，不

---

① 薛公佑，马淑然．从信息论角度看辨证本质内涵［J］．中华中医药杂志，2021，36（4）：2155－2157.

论是治疗外感病还是治疗内伤杂病，入手处皆是调整人体系统内在关系。而在对人体内在关系的调整方面，信息发挥着重要的作用，信息的创生与传导依靠的是人体内物质－能量的转化，砭石疗法正是通过调节人体局部的质－能转化来对人体进行信息干预，进而带动人整体质－能转化过程的改善。清代医家代陈修园①曾谈论正邪攻补道："知正气之出入如是，即知邪气之出入亦如是。因邪以识正，由正以识邪，邪去则正自复，正复则邪自去。攻也、补也，一而二、二而一也。悟此可以入道矣。"人的一切病理皆是生理状态的异常，而生理与病理皆是人体系统内在关系演变的结果，统一在人的生命过程这一关系场内，砭石疗法之补、泻两法亦统一在对人体内在关系的调整过程中，学者宜深思之。

3. 寻法 用砭具在患者体表感受、寻找患者病灶部位的方法称为寻法。

（1）操作方式：在用砭具进行治疗的过程中，或在治疗前将所使用的砭具贴于患者体表，以均匀的力量来回摩擦、逐渐深入，感受患者身体局部应力的变化，寻找筋结、条索等反映点，并感知其与周围组织间的关系。

（2）适用范围：寻法蕴含在除闻法与掛法外的所有操作类手法的应用中。部分患者的病灶在治疗前表现的不明显，通过砭石的刺激和砭石疗法的调整后会变得容易识别，因此，在进行治疗前除了用医者本身的感官进行检查外，还可以使用砭具来进行检查。在使用砭石疗法治疗的过程中，既要观察受术者的整体精神状态，也要重视在治疗时手下应力的感知与所调整病灶状态的变化，以便控制治疗强度，调整治疗手法。以条索性反映点为例，条索类反映点按照其与经络循行路线的位置关系，可以大致分为横络（垂直于经络）、斜络（斜向交叉于经络）和竖络（平行于经络）三类。横络与斜络往往危害较大，提示病情较重，宜拍法等重刺激手法；竖络则相对安全，可以循经络使用刮法、擦法等相对轻柔的手法将之除去。

（3）技法要点：寻法可理解为是一种对感知能力的训练，最终要将之化为本能，需要勤加练习才能掌握，每次用砭石进行治疗时都要有练习寻法的意识，操作的力量要由轻到重，时刻保持体会、寻找的感觉。寻其病源，分明流脉，勿要速成，谋化为先。

4. 顺法 用砭具把经络上寻找到的结节和条索等病理产物沿经络循行方向清除的方法称为顺法。

（1）操作方式：在运用砭具进行治疗时，时刻保持引导受术者的气血沿经络运行的意识，只是存心即可，不必刻意表现在发力上。

（2）适用范围：顺法贯穿于砭石疗法的所有操作类手法之中。循经刮法是寻法的典型体现，在刺法与压法的应用中，顺法也是重要的施术技巧。

（3）技法要点：顺法与寻法相似，也是一种对意识的训练，是在寻法的基础上加上引导的意念，训练要点与寻法基本相同。顺经知阻，引气传经，丝丝入扣，时刻存神。

5. 截法 用砭具辅助令经络畅通，速度保持在适当水平，避免因经脉通畅过快而

---

① 陈修园．伤寒论浅注［M］. 刘德荣，校注．北京：中国中医药出版社，2016：144－146.

导致晕砭等变证的方法称截法。

（1）操作方式

常规用法：在使用砭石疗法进行治疗时，将一块砭具轻轻按压在施术部位所在经络循行路线的上游处。

加强用法（急救法）：用砭锥或砭笔点按劳宫、涌泉、人中，点劳宫穴时砭具朝向近心端处。

（2）技法要点：注意辨别患者正气的虚实状态，尽早使用，避免出现危象。

（3）适用范围：主要用在治疗正气虚弱患者时的安全防范，亦用于处理治疗时此剂量过大而导致的经气疏泄太过的情况。

6. 感法 充分激发砭具自身场能来调整人体状态的方法称作感法。砭石疗法独到的治疗效果与砭石本身所具有的独特场能密切相关，感法的要义便是充分利用砭具的场能来进行疾病调理，可分为广义与狭义两种。

（1）操作方式：广义感法指施术者通过使用手法，不断提高对砭石场能的感知，在临床中能够更多体会到依靠砭石疗法手法激发砭石场能来治疗疾病的感觉，而非是单纯依靠砭石的实体与受术者肢体产生的应力接触。

狭义感法指受术者端坐在大体积砭石的旁边来感受砭石场能，或是与砭石进行直接或间接（隔着单薄衣物或治疗巾）接触。

（2）技法要点：使用感法要求施术者勤奋练习砭石疗法，增加与砭具的熟悉度，提高对砭具本身场能的体会。

（3）适用范围：感法渗透于砭石疗法各种治疗方法之中，是砭石疗法二十一法之母。

7. 温法 将砭具加热后再进行治疗的方法称作温法。温法有助于激发并提高砭石通畅经络，促进物质向能量转化的功能。

（1）操作方式：可以将砭具放置在热水中，亦可将砭具放在较明媚的日光下照射5～10分钟。

（2）技法要点：砭具温度不宜过高，其温度若是达到使皮肤感到烫的程度，则要在砭具与人体间垫上适量的治疗巾。

（3）适用范围：适用于除实热证以外的全部适应证。

8. 凉法 将砭具降温后再进行治疗的方法称作凉法。有助于清除局部郁滞的火热毒邪。

（1）操作方式：将砭具置入冷水或放入冰箱降温后再进行手法操作。

（2）技法要点：凉法并不常用，需要认清病变确实属于凉法的适应证才可以使用，以免损伤受术者的阳气。

（3）适用范围：主要适用于实热证及火热郁久而成毒的病证。

二、操作类

操作类手法共有13种，8种心法汇涵其间，需要仔细体会每种手法的用意，勤加练习，才能将其彻底掌握。

1. 压法 将砭具与人体接触，使其轻压身体体表，以增强砭石刺激效果的方法，称为压法。实施压法，可以使砭石的场能和砭石疗法师的作用力更好地作用于经络上，达到疏通经络、祛除疾病的目的。压法施行中砭具与人体的接触，既可以是直接接触，也可以是间接接触。所有砭具都可以用于压法。最常用的砭具是砭砧、砭球和砭棍。

（1）操作方式：在用较重的砭具进行压法操作时，可以将砭具直接放置在受术者病灶处，借助砭具的重力与场能达到治疗效果。

若使用的砭具较轻，或施术部位无法将砭石位置固定，施术者可以手握砭具，将砭具贴附于受术者体表，垂直于受术者体表方向，放松静态发力。

（2）适用范围：压法适用于人身各处。新发皮损、外伤部位慎用。全部砭石疗法适应证皆可使用压法。

（3）手法要点：医者在使用压法时，只需稍用余力，不可用拙力，周身放松，松而不懈，将力量渗透于受术者体内。熟练后，力量要恰到好处地渗透至患者病灶所在部位。

按语：压法贯穿于与受术者有物理接触的所有砭石疗法手法之中。在砭石疗法治疗中施以压法，恰到好处地激发砭石自身场能，增强其渗透力，是砭石疗法治疗取得良好疗效的关键。

2. 滚法 将砭具接触在受术者体表部位，施以适当的压力，沿着受术者的经络循行路线将砭具进行滚动的方法称作滚法。滚法作用强度比较缓和，面积较大，有利于调和经络之气。施行滚法的常用砭具为砭棍、砭滚与砭球。

滚法

（1）操作方式

砭棒滚法：将砭棒放倒在受术者体表，直接接触与间接接触均可，施术者用手搓动砭棒，使砭棒在病灶区域滚动，一般从近心端向远心端单向滚动，力量的渗透层次视受术者病灶所在层次而定。

砭滚滚法：手法要点与使用砭棒滚法相似，施术者握持砭滚手柄，令砭滚前端在患者体表病灶区域单向滚动。砭滚滚法较砭棒滚法更为方便、省力，且作用范围更加集中。

砭球滚法：将砭球放在受术者体表，直接接触与间接接触均可，施术者用手搓动砭球，使砭球在受术者体表滚动。砭球与受术者体表接触点较小，砭石作用于受术者的场能更为集中。激发经络之气、活跃气血的功能较前两者更强。滚动轨迹可以呈不规则的圆周形。

（2）适用范围：滚法适用周身各处，但一般多作用于胁肋部、腹部，起到疏理肝气、通腹排便的作用。亦多用于在局部治疗准备阶段和治疗后的收尾阶段，将局部气血轻微疏散，舒缓受术者紧张情绪。对各类疼痛有较好的治疗效果。

（3）手法要点：滚法用力需轻巧，节奏需和缓，以轻调气机为用。

3. 擦法 用砭具在受术者体表进行磨擦的手法称作擦法。常用的砭具有砭砧、砭棍和多功能砭板。

（1）操作方式：擦法按砭具是否与受术者皮肤直接接触，可分为直接擦法和间接擦法。直接擦法指直接用砭具接触受术者皮肤进行摩擦，用力较轻。间接擦法指在砭具与受术者皮肤之间隔一层较薄的棉制治疗巾或衣物再进行摩擦，用力宜渗透。

擦法

不论用何种砭具使用擦法，都须选取砭具较光滑的部位用以施术，以防造成损伤。

（2）适用范围：擦法适用于人体周身各处。适合除皮肤开放性损伤外的所有病症。

（3）手法要点：用力宜轻，擦而不滞，似贴非贴，力量主要作用在皮肤及皮下较浅表层次。擦法来去动作的操作力度可有轻微差异，以达到引导气血的目的。

按语：擦法的应用比较广，经常结合揉法一起应用，常贯穿于整个砭石疗法治疗阶段。擦法对人体的刺激比滚法强，但仍属于弱刺激，常用于人体比较薄弱的部位。

4. 刺法 用砭具在患者身上的反映点进行点按的方法被称作刺法。刺法通过刺激受术者体表的关键反映点来调节人体气血，恢复人体功能。任何具有突起部位的砭具皆可使用刺法，较常用的砭具有砭笔的两端、砭锥的尖部、多功能砭板的锥状尾部与角状副尾、砭砧的角、砭棍的圆端。

刺法

（1）操作方式：刺法按刺激强度不同分为强刺、中刺与弱刺，强度因所用砭具种类的不同而变。

强刺使用的砭具主要是砭锥，以砭锥尖部点按受术者反映点部位，主要依靠砭锥自身的重力，砭锥的重力作用线无法垂直于受术部位肤表时，需要施术者轻微施加压力，技巧与压法相同。

中刺使用的砭具主要是多功能砭板的锥状板尾和砭砧的角。

弱刺使用的砭具主要是多功能砭板的角状副尾和砭棒的圆端。

（2）适用范围：强刺主要作用于肌肉丰厚部位的反映点上，治疗筋骨部的深层病灶，强力激发经脉之气。多用于痿、痹病症和急救。中刺多应用于四肢、肩背部的穴位，作用层次在肌肉、血脉。弱刺用于头面部和胸腹部的穴位，作用层次在皮肤及皮下较浅部位。

（3）手法要点：使用刺法需要针对受术者的情况，选取适宜的反映点。选择的施术部位与刺法的疗效关系密切。在使用刺法时不可过度追求刺激强度，以适度为佳。

按语：使用刺法尤需注重顺法的贯彻。在用砭笔进行操作时可以借鉴针术的手法，以增强激发经络之气的效果。在一些用毫针针刺较为危险的部位，可用砭笔使用刺法来操作，更为安全有效。

5. 划法 用砭具在手术者体表沿其经络循行路线划动的手法称作划法。施行砭石疗法划法的工具是砭锥和带有锥状尖端的复合砭板。

（1）操作方式：将砭具的锥部放在受术者体表，锥部长轴与手术者体表成45°角，倾斜方向与划动方向一致，依据患者病灶位置和疾病性质施加一定压力，随后沿受术者经络循行路线进行单向划动。

划法

按照划动速度不同，划法可分为速划和缓划。

速划法用力宜轻快，但不可虚浮，作用层次在皮肤层次附近。

缓划法用力宜沉缓，但不可僵滞，作用层次可透至筋部。

（2）适用范围：划法最适合用于夹脊区域，身体其他区域亦可使用。速划法适合宣透热毒，缓划法适合畅通寒、瘀、湿的等阴属性邪气所导致的经脉瘀堵。

（3）手法要点

①锥部长轴与手术者体表成45°角。

②依据不同的目的选择实施划法的速度与力度。

③无论使用何种划法，都不可用蛮力、僵力，以免划伤受术者皮肤。

按语：划法实施方法与擦法和滚法不同的是使用了尖锐的砭锥，与受术者身体接触的面积小，手法作用力更大，刺激强度较滚法更甚。

6. 叩法 用砭具连续叩击受术者体表的方法称作叩法。使用扣法时，砭具一般不与受术者皮肤直接接触，需隔一张治疗巾，或隔一件轻薄衣物。几乎所有的砭具都可以用来实施叩法，常用的有砭砧、砭棒、砭锥、多功能砭板，其中砭砧最为常用。

叩法

（1）操作方式：施术者手持砭具，腕部放松，通过身体整体用力，带动腕部摆动，使砭具的平滑面叩击于受术者体表。

（2）适用范围：拍法适用于人体肌肉较丰厚的部位，如肩背部和四肢，其刺激量强于刮擦类手法，弱于拍法，既可以用于某一小范围重点施术，消除顽固病灶，也可用来做循经的叩法，更强有力地疏通气血。在除大虚证外的各种性质的病变治疗中皆可使用，尤善清解热毒。

（3）手法要点：使用叩法，要做到手腕放松，整体发力，意念放在砭具上，叩击力度要均匀，由轻到重，逐渐渗透。

按语：叩法的动作类似于叩门动作。我国古代宅院的大门上常有门环，亦称响器，访客叩击门环通知院主人有客来访，请其开门。砭石疗法叩法的用意与之相似，有些受术者身体上会出现较严重的瘀堵，病灶之病位深，波及范围大，应用刮擦类手法收效甚微，此时便可使用叩法这类拍打类手法，集中力量打破瘀滞。叩法是所有拍打类砭石疗法手法的基础，其用力宜轻巧，如客临门，沉稳大方，和缓安舒，不可急躁。使用叩法时，受试者若感到有针刺感，乃是治疗效果极佳的体现。

7. 刮法 使用砭具的边、棱部刮擦受术者体表的手法称作刮法。使用砭石疗法刮法时一般需要有衣物或治疗巾隔在砭具与受术者皮肤之间，以免损伤。凡有边、棱的砭具皆可用来使用刮法，如砭砧、砭棒，最常用的砭具为砭板。砭石疗法中的刮法是砭石疗法十六法中应用最广的方法，在民间已经发展成独立的一支医疗保健方法，俗称刮痧疗法。因此，各种用于刮法的多功能砭板常被人称作刮痧板。

刮法

（1）操作方式：将砭具的侧棱放置于受术者体表，施术者握稳砭具，适度施加压力，沿着受术者经络循行路线，均匀、连续地刮擦受术者的身体，刮擦方向一般遵照由里向外、由上到下的施术原则。

（2）适用范围：适用于全身各部位，可用于处理全部砭石疗法适应证。

（3）手法要点：施术者的意念需关注在砭具的边、棱处，施加的压力需均匀，刮擦之时动作需连贯轻灵，不可滞涩。施加的压力可以分阶段逐渐加强，但需时刻关注患者状态变化，以免出现晕砭等不良反应。亦不可强求出痧，需以患者自身感觉和其他体征的改善为度。

按语：砭石疗法中的刮法是砭石疗法十六法中应用最广的方法，在民间已经发展成独立的一支医疗保健方法，俗称刮痧疗法。因此，各种用于刮法的多功能砭板常被人称作刮痧板。

需要注意的是砭板和刮痧板的概念不完全相同。首先，砭板是用泗滨浮石制作，具有特殊的能量场，直接或间接接触人体均可以改善人体微循环，起到活血化瘀、治疗疾病的作用；再者，由于泗滨浮石的特性，使用砭板进行治疗时，并不要求出痧，就能达到较好的疏通经络、排宣热毒的作用。还有，由于泗滨浮石具有微晶结构，质地光滑细腻，作用于人体时受术者会感觉舒适，不需要润滑油等介质，只需隔一层棉织物施术，以免因用力失度损伤肌肤。

8. 拍法 使用砭具拍打受术者体表的手法称作拍法。使用拍法一般需要隔着衣物或治疗巾，凡有较大平面的砭具皆可以使用拍法，常用砭具有砭板、砭尺等。其刺激量大，见效迅速，为“砭石疗法之霸”。

拍法

（1）操作方式：拍法按照所用砭具的不同，可以分为板拍法与尺拍法。

板拍法即使用砭板操作的拍法，施术者捏住多功能砭板突起的边角处，周身整体用力，令砭板平面垂直拍击在受术者体表处，称为板拍法。板拍法的力度较轻，渗透力适中。

尺拍法即使用砭尺操作的拍法，施术者轻轻握住砭尺的一端，周身整体用力，令砭尺另一端垂直拍击在受术者体表，称为尺拍法。尺拍法的力度较重，渗透力极强，也最难掌握。

（2）适用范围：尺拍法多用于肌肉丰厚处，如四肢与肩部、头部、关节部、胸肋部等相对脆弱的区域常使用板拍法。当一些区域相对脆弱的部位病邪较重、病位较深，其他砭石疗法手法甚至板拍法也无法迅速达到满意的疗效时，可以酌情使用尺拍法，此时的尺拍法又需有独特的发劲要领。

（3）手法要点：拍法的要义乃是充分激发砭石本身的场能来打通人体瘀滞，因此使用任何拍法都需要整体发劲，不可以用拙力、僵劲，这就要求持握砭具之时要做到松而不懈，操作时要灵巧而不失稳定。发劲要有来有回，并非仅仅只有向下拍打的力量，还需要有上提的用意，如以桶提水。在拍相对脆弱的区域时又有独特技巧——需如蜻蜓点水，沾着即走。

按语：拍法作为砭石疗法之霸，使用得当可以快速治疗疾病，使用不当则反而容易导致新的损伤，需要施术者先在自己身上多加练习才能在别人身上使用。练习拍法又有如下次序：先练叩法，再练板拍法，最后练尺拍法；先练拍四肢，再练拍肘膝关节，而后练拍胸肋，最后练拍头部。

9. 揉法 以砭具平面或较钝的突起处，在人体体表穴位、病灶点附近进行回旋摆动运动的手法称作揉法。常用砭具有砭球、砭砧。

（1）操作方式：施术者手握砭具，以砭具平面或钝角在患者身体的反映点处，施以前后左右、内旋或外旋揉动的连续动作，用力可轻可重，层次可浅可深，贵在持续柔和。

揉法

（2）适用范围：适用于禁忌证与禁忌部位外的任何病症与位置，病重、层次深者宜用力深重，病情、层次浅者宜用力轻浅。

（3）手法要点：因病所适，选定力度；整体发劲，持久柔和。

10. 振法 以砭具有节奏地对皮肤进行上下振动的手法称作诊法，多与压法、刺法结合使用。常用的实施振法的砭具有砭板、砭砧等。

（1）操作方式：患者取卧位，施术者将砭具平面放置在受术者体表，以手按住，周身整体发力，带动腕关节与砭具上下振动，振荡受术者皮下组织。

振法

（2）适用范围：一般用于人体腹部的调理。

（3）手法要点：整体发劲，柔和连贯。初学时不可追求频率，需多体会发劲的持续与连贯，后期手法纯属后振动频率自然可以提高，手法的作用层次也会加深。

11. 拔法 在压法和刺法的使用中，当压力与刺力达到最大值时，施术者突然反向将砭具迅速抬起的手法称作拔法。常用的实施拔法的砭具有砭棒、砭锥、砭球等。

（1）操作方式：拔法分缓压速拔或缓刺速拔两种。在缓压或缓刺阶段，人体受压或受刺局部压力增高，气血向周边和深部区域流动。速拔的施行使人体原受压区的压力骤减，周边和深部的气血快速向原受压区回流，使原受压区、周边及深部一定区域内人体的气血处于极度活跃的状态。

拔法

（2）适用范围：主要适用于患者不耐疼痛且病邪较深的区域。常用于气、火瘀滞的病灶，有利于气血的流畅和体内热毒邪气的排除。

（3）手法要点：需要勤加练习，体会应力变化的临界点，在应力达到最大时将砭具拔起。

12. 闻法 令受术者聆听敲击砭石后发出的声音来治疗疾病的方法称闻法，主要使用的砭具为砭磬与砭琴。

（1）操作方式：用橡胶锤敲击砭磬，或弹奏砭琴，产生声音，让施术者聆听。

闻法

（2）适用范围：该法调畅神志，通行气血，适用于任何疾病，尤其适合对情志疾病的调理。

（3）手法要点：敲击砭磬要遵循一定的节奏，柔和、连贯，避免损伤砭磬。

13. 揕法 让患者自己敲击砭石，聆听其发出的声音来治疗疾病的方法称揕法。常用砭具为砭磬与砭琴。

（1）操作方式：患者自己用橡胶锤敲击砭磬，或弹奏砭琴，聆听产生的声音。

（2）适用范围：多用于自我保健养生，亦适用于情志稳定，无躁狂倾向的患者。

（3）手法要点：同闻法。

挝法

第三节　治疗时间及疗程

一、疾病治疗

砭石疗法可活跃患者全身微循环，加快气血循行，从而疏通经络，调整机体内在关系以治疗疾病。但治疗导致的内在关系的改变，即功能状态的改变，有时并不能迅速为人体实体结构层次的系统所适应。故单次治疗时间一般在30分钟左右，作用强度应该根据患者的综合状态而定。（评判方法详见本书第三章砭石疗法诊断理论）

第一次治疗完毕，局部发红或出红斑、紫等痧像，须待痧像消褪后，方可进行第二次治疗。一般慢性病4～7天治疗一次，急性病2～4天治疗一次。有时为了取得更好的治疗效果，可以在两次间隔期间增加一次强度较轻的保健性治疗。

二、保健调理

砭石疗法用作保健时，施术力道较轻，作用柔和，全身施术部位可以无肤色变化或仅出现少数痧像，以周身舒适为度，不拘时间，亦不拘疗程。但初学者每次进行保健操作皆应控制在一个半小时以内，可每日进行。

第四节　其他注意事项

一、日常生活事项

1. 治疗时间需避免与用餐时间过近　一般饭后半小时方可接收砭石疗法治疗，脾胃消化功能不佳者要在一小时之后方可治疗。

2. 治疗时需防范外界不良刺激　治疗时应避风，注意保暖。室温较低时尽量减少暴露部位或隔衣用砭。夏季高温时不可在电扇空调处或有对流空气处施术，因施术时皮肤汗孔开泄，如遇风寒之邪，邪气可通过开泄的毛孔直接入里，不但直接影响砭治的疗效，还会因感受风寒引起新的疾病。此外，一般约3小时以后，受术者皮肤的毛孔才可闭合恢复原状，此时才可沐浴，以免沐浴受湿，浴后着凉。

3. 治疗后宜饮温水，不宜冷饮以及其他寒性饮料　砭石疗法治疗后应饮用温水一杯。砭石疗法治疗后是汗孔开泄，邪气外泄，要消耗部分身体的津液，施术后饮用温水一杯，不但可以补充消耗的部分，还能促进新陈代谢，加速毒素和代谢产物的排出。不宜饮用凉水或寒性饮料，以免损伤脾胃阳气。

二、不同种类皮肤病的施术方法

皮肤病患者皮损处干燥，无炎症、渗液、溃烂者（如神经性皮炎、白癜风、牛皮癣等病症），可直接在皮损处治疗，皮肤及皮下无痛性的良性结节亦可直接施术，如皮损处有化脓性炎症、渗出液溃烂，以及急性炎症红、肿、热、痛者（如湿疹、疔、痈、疮等病症），不可在皮损处或炎症局部直接施术，可在皮损处周围治疗。

三、晕砭的防治

晕砭，即在治疗施术过程中出现晕厥现象，多出现在患者身体过度虚弱，治疗时操作者的手法选取不当，治疗强度过大、时间过长，超出患者承受范围的情况下。

1. 晕砭的原因

（1）患者对砭石疗法治疗缺乏了解，精神过分紧张或对疼痛特别敏感。

（2）空腹，熬夜及过度疲劳。

（3）施术方法选择不当。

（4）手法强度过大，时间过长。

2. 晕砭的表现

轻症：精神疲倦，头晕目眩，面色苍白，恶心欲吐，出冷汗，心慌，四肢发凉。

重症：血压下降，猝然昏仆。

3. 晕砭的治疗 施术者需立即停止原来的治疗。受术者仍清醒，则先安抚情绪，辅助受术者平卧，并饮用温开水或糖水；受术者若昏迷，在辅助其平卧后，需立即点按其人中穴，力量宜轻，避免重力点按后局部水肿，对百会穴和涌泉穴施以泻法，患者病情好转后，继续刺内关、足三里，采取以上措施后，晕砭一般可立即缓解。

· 重点：晕砭救治三步骤!!!

1. 平卧。
2. 取人中、膻中或内关，甚者取会阴，强刺激。
3. 保暖、温糖水，继续取百会、涌泉、足三里等穴，缓解后平躺休息。

下编 临床证治

本书下编部分讲述具体的疾病治疗方案。与其他书籍有所不同的是，本书在讲解人体病机和调整方案时，并不以实体解剖系统和疾病病名为梳理导向，而是依据系统论思想，以人体功能性系统（气化结构）和功能发挥的强弱（气化的太过与不及）为线索来进行整理、阐发，也可以理解为是对“以天人相应为依据的藏象学说”① 的深入贯彻。

藏象学说是中医的生理学与病理学理论②。“藏”可概括为人体内部的涌现过程，代指人体系统内各层次的系统，包含功能性的也包括实体性的，其中实体性结构的系统也可以视作功能性结构系统的特殊表现，“象”可理解为系统在宏观层面上的整体表达，即功能的展现态。这两者间的差异是系统层次上的差异，是同一过程的两个方面，两者间并不存在一实一虚、一真一假的关系。藏象模型的建立，也并不是像西医学的解剖模型一般，先分解，再综合，而是直接将从天地自然现象之中提炼出的关系模型对应到活着的人体之五大功能系统，六经气化系统是从天地运转所经历的六个时间段而提炼出来的六气模型对应到人体生命过程而划分出的六大功能系统，这些功能系统本质上就是涌现关系的集合体，即关系群。

任何生命过程皆可以概括为一气周流（一），即物质－能量转化（二，质－能转化）并创生出信息（三）的过程。一气分而为两仪——阳与阴：阳化气——物质转化为能量，阴成形——能量转化为物质（二）。两仪再分为四气。阳分为春、夏：春气生——物质转化为能量，夏气长——能量的输布运行；阴分为秋冬：秋气收——能量化为物质；冬气藏——精华物质的收藏即实体结构的形成（四）。在四气的基础上，加上表示事物由无形功能到有形实体的“转化中间态”的概念，便分化为五行：木行生——物质转化为能量；火行长——能量输布运行、形成稳定的功能性系统；金行收——物质的去芜存菁；水行藏——精华物质的封藏，即物质实体结构的形成；土行化——能量转化为物质，以及物质的输布（五）。五行在生长化收藏的物质－能量转化过程中，进一步分化产生出六气——少阴君火、厥阴风木、少阳相火、太阳寒水、阳明燥金、太阴湿土（六）。

人的生命过程还可以继续细分，譬如可以按《易》理分为六十四个阶段，但是古人在调理人体时，常将生命过程划分至五或六个阶段来，即将人体划分为五或六个功

① 马淑然，肖延龄．天人相应的医学理论藏象学说［M］．深圳：海天出版社，2016.

② 薛公佑．中医基础理论的核心是关系哲学［J］．医学与哲学，2021，42（3）：21－23，64.

能性系统来进行认识，划分至五即是五藏系统，划分至六即是六经气化系统（简称六气系统）。

这一气周流－五运－六气生命运转模式与宇宙天地相对运动息息相关。人在宇宙“气交”之中，地球南北两极是地球的磁极，与天体磁极发生磁感应，所形成的大磁场（气）是人体生命之气的源泉。

《周髀算经》依据太阳视运动，创建出了六气学说。地球围绕太阳转类似一来一往的橐龠。太阳直射点从南回归线出发，向北回归线运动，六个月到达北回归线，这六个月之内阳气逐渐增强，由一阳变为六阳。太阳到达北回归线之后，又向南回归线运动，六个月到达南回归线，这六个月之内阴气逐渐增强，由一阴变为六阴。《内经》据此概括出厥阴风木、少阴君火、少阳相火、太阴湿土、阳明燥金、太阳寒水等六气、六经概念。

十二个月分为五个时间段，1—3 月北斗七星斗柄东指，大地为春季，用木气表征，在人应肝；4—6 月北斗七星斗柄南指，大地为夏季，用火气表征，在人应心；6 月为长夏，北斗七星斗柄指向中央，大地为长夏，用土气表征，代表阳气由生长向收藏转化的过度阶段，在人应脾；7—9 月北斗七星斗柄西指，大地为秋季，用金气表征，在人应肺；10—12 月北斗七星斗柄北东指，大地为冬季，用水气表征，在人应肾。这是《内经》五行之气的天文学渊薮。

《黄帝内经》将六气与五行相联系，分别命名为厥阴风木、少阴君火、少阳相火、太阴湿土、阳明燥金、太阳寒水。六气与六经、五脏六腑形成了清晰的对应关系。

六气—六经—五行—脏腑，天气与脏腑之气收受通应。天气常为正，天气非常为邪，六气过盛伤及五脏则风邪伤肝，火暑邪伤心，湿邪伤脾，燥邪伤肺，寒邪伤肾。六气每一气的偏颇，都会引起相应的疾病。把人放在五运－六气中来认识，实际上是把人气的运动状态与太阳的运动联系在一起，“天气如何，则人气应之”，这是“善言人者，必有验于天”的天文学源头。

人之“五藏”和“六经”是“五行”与“六气”对应在人的生命过程中的新称谓，它们皆是从连贯的人体生命过程中划分出的功能子系统。五藏之“藏”与脏腑之“脏”不同，“脏”乃是“藏”的功能性子系统，解剖学上的“脏器”是“藏”与“脏”在实体结构层面上的子系统，读者需要把握好其中的层次差异，以免混淆。

五藏与五体相合，为说理方便，本书下编主要立足五藏系统对人体病变的机制与调整方法进行阐释，读者在领会人体系统层次关系后，在把握人体内在关系时可以不拘于五藏，更灵活地辨证施治。

第六章 肝系病证

第一节 肝病总论

一、人体中的肝

在人体系统中，有作为功能性系统的肝系统，包括肝藏及作为其功能单位的功能性子系统，也有作为实体性结构的肝，即西医学体系内的解剖脏器，本书将之称为“肝器”。讨论肝病有必要先澄清人体系统中这些“肝”的概念及彼此之间的关系。

1. 作为功能性系统的肝藏系统 作为功能性系统的肝包括肝藏与足厥阴肝脏，后者是前者的关键功能性子系统。

肝藏直接代指人生命过程——“生、长、化、收、藏”——中“生”这一阶段的功能性结构，是以肝为名的最高层次的功能性系统。《素问·四气调神大论》记载：

“春三月，此谓发陈。天地俱生，万物以荣，夜卧早起，广步于庭，被发缓形，以使志生；生而勿杀，予而勿夺，赏而勿罚，此春气之应，养生之道也。逆之则伤肝，夏为寒变，奉长者少。”

此段经文中的“肝”指的就是“肝藏”，它直接对应于四气中的“春气”，亦即“春三月”，基本含义为“生发”，即物质转化为能量这一过程中各要素通过彼此联系形成的相对稳定的秩序，即是负责人体物质转化为能量这一功能的功能性系统。本章讲的肝系病症，主要指的是肝藏所代指的人体生命过程阶段发生紊乱所造成的病症。

《素问·六节藏象论》记载：

“肝者，罢极之本，魂之居也；其华在爪，其充在筋，以生血气，其味酸，其色苍，此为阳中之少阳，通于春气。”

“罢极”意为由物质贮存到极点向能量转化的开端①，由冬气到春气的调控信息所激发。此段经文讲肝“通于春气”，即是暗示此处所言之肝乃是肝藏，肝藏这一功能性系统的功能状态主要反映于爪，其功能在五体的主要体现为筋，在味的主要体现是酸，在颜色的主要体现是“苍”，即青色，在时间上对应于“春”。

肝藏系统象征着人体“生长化收藏”的生命过程中“生”这一阶段，直接对应于五行中的木行，它是对人体系统中所有具有“木”属性的系统的总括，其功能体现于

---

① 朱佩，刘雷蕾，郝瑞森，等．从人体时间节律角度探讨“肝为罢极之本”的内涵［J］．环球中医药，2021，14（02）：299－301.

对应相关自然环境的周身各处，即其相关要素有自然界的五色之青、五味之酸、五化之生、五方之东、五季之春、五气之风、五声之角；还有人体自身的足厥阴肝脏、足少阳胆腑、五体之筋、五官之目、五华之爪、五志之怒、五液之泪、五声之呼。还包括与之同气的手厥阴心包脏、手少阳三焦腑。

其中的足厥阴肝脏、足少阳胆腑、手厥阴心包脏、手少阳三焦腑等脏腑系统虽然也是功能性系统，但是它们的功能影响范围多具有明显的脏器定位和循行定位，一般为脏腑所属经络的循行区域，以及脏腑所对应的实体脏器所在之处，它们的系统层次要低于肝藏系统，是肝藏系统的功能子系统。肝藏系统在脏腑与经络层次的子系统包括足厥阴肝脏、手厥阴心包脏、足少阳胆腑、手少阳三焦腑及其所属的经络，肝藏与体窍志液时之间的联系是它的子系统共同作用的结果，不仅仅涉及足厥阴肝脏这一个功能子系统。临床见到患者出现肝脏、心包、胆、三焦，以及肝藏所主的体窍志液时的症状，或是患者在肝所主的时令发病，应意识到这些病症皆属于肝藏系统功能的异常。这样有助于在较高系统层次上认知人体系统状态，使临证思路更为简明。临床各章所记述的常规治疗套路多选取五藏的关键子系统的反映区来进行刺激，因为关键子系统在高层次系统功能的正常运行上发挥主要作用，是系统内部的主要矛盾，调整主要矛盾往往可以带动次要矛盾的解决。在本章所讲述的肝藏系统中，足厥阴肝脏是关键功能子系统，它在肝藏功能的运行上发挥着较其他肝藏子系统更为关键的作用，调整足厥阴肝脏可以带动整个肝藏大系统的恢复，所以在本章肝系疾病的常规手法套路中所选取的肝脏反映点较多。

足厥阴肝脏指的是脏腑系统中的肝，其功能可以用《素问·灵兰秘典论》中的记载来概括，即：

“肝者，将军之官，谋虑出焉。”

将军需要考虑兵马的调度，行事深思熟虑，人体之兵马即是人体的物质与能量，人体质－能转化和输布体现为人体气机，故谋虑人体之兵马调度即是谋虑人体气机运行的速率——质－能转化与输布的速率。足厥阴肝脏的功能概括来讲，即是调整人体系统质－能转化，以及输布的速率，中医称“肝主疏泄”。此外，肝为血海，又主藏血，藏血是对血的贮藏、调节、防止出血的调控，这一功能与足厥阴肝脏疏泄气机功能相辅相成。足厥阴肝脏的关键子系统是它所属的经络——足厥阴肝经。

经络是人体系统信息交流的通路，是经脉与络脉的合称。经是信息通路的主干，络为枝干。经络的本质也是人体的功能子系统，不同部位的经络所传输信息分别与不同的高层次的人体功能性系统相关联。

足厥阴肝经这条经络属于经脉，它所传输的信息，在脏腑系统层次看，主要与足厥阴肝脏的功能相关，在五藏系统的层次看，主要与肝藏的功能相关，而就所有经络本身作为信息输布通路这一共同本质来看，经络这一功能性系统的本身属于心藏系统（通过能量输布来传递信息）的功能子系统，因此足厥阴肝经的状态也与心藏系统相关。

经络系统的子系统包括皮部、肌肉、筋、骨、血脉这些实体属性较强的功能性系统与解剖意义上的实体性系统，经络的状态有寒热虚实等变化，而寒热虚实等变化本质上皆是经络的通畅程度、信息传导速度的体现，这些状态具体体现在其子系统形态关系上，概括来讲，是体现在五体系统的形态关系上。

2. 作为实体性结构的肝器 肝器指解剖学中的肝（liver），它是人体最大的消化腺，大部分位于右季肋部及上腹部，小部分位于左季肋区，上界在右锁骨中线平第5肋，上部紧贴膈肌，与右肺和心脏相邻；下面与胃、十二指肠，结肠右曲相邻；后面接触右肾、肾上腺和食管贲门部。

其生理功能主要有四点：①辅助代谢，如维生素、多种激素、水、电解质等。②分泌和排泄胆汁。③解毒功能。外来的或体内代谢产生的有毒物质，均要在肝脏解毒，变为无毒的或溶解度大的物质，再随胆汁或尿液排出体外。④影响血液。肝血供丰富，可贮藏大量血液，在人类生命早期肝也是造血器官，随着生长，肝失去造血功能，只在特殊情况下恢复，肝分泌的肝素还可以调节凝血功能。

肝器的功能属性与作为功能性系统的肝藏和足厥阴肝脏的功能具有较高的重合度，作为功能性系统的肝藏与足厥阴肝脏，它们的功能可以解读为是对肝器功能的更高层次的概括，而肝器则是作为功能性系统——“软件”的“肝藏”与“足厥阴肝脏”在实体层次上的“硬件”子系统之一。

肝器的病变属于人体实体性结构的异常，往往发生于作为功能性系统的肝藏的病变中晚期，也就是说肝藏病变的范围要先于并大于肝器病变，两者不可混淆。

与肝藏相关的系统层次结构见图6－1－1。

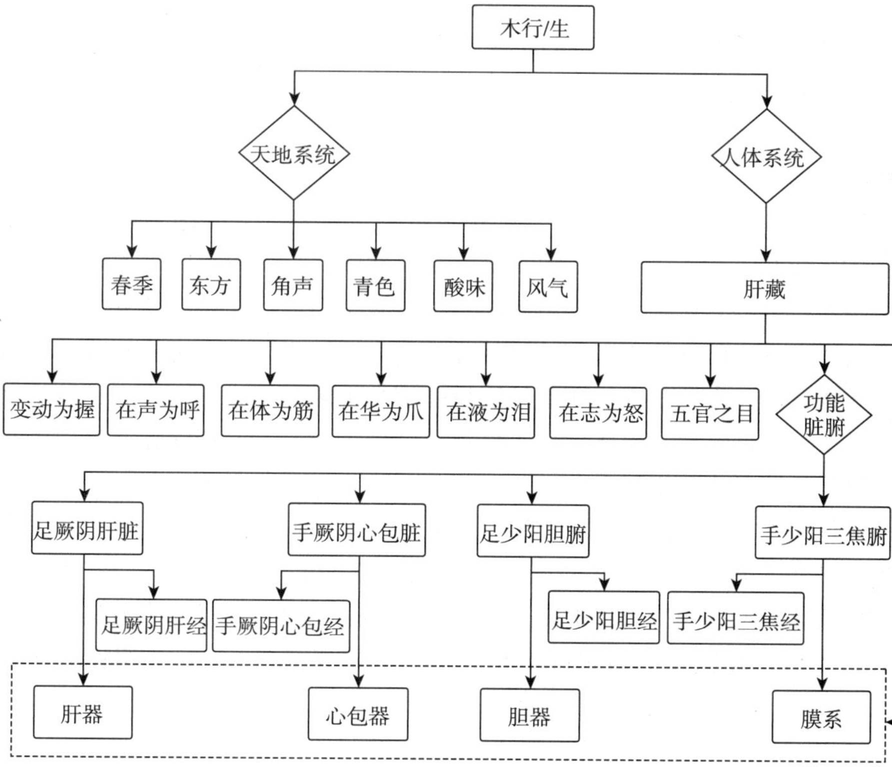

图6－1－1 肝藏系统层次结构示意

二、肝的病理

肝藏处在生理状态时，人体的物质能够正常转化为能量，病理状态则是生理状态的异常，包括太过、不及两类。

太过是物质向能量转化的速度过快、转化的量过多，损伤人体实体结构，可称为“肝疏泄太过”，人体的物质向能量转化过度，可表现为火、热之邪，严重时可化生“火热毒邪”，即火热偏性过强，损伤人之形体。

不及则是物质向能量转化的速度较慢、转化的量少，物质蓄积在身体局部，对人体系统内在信息流通产生阻碍，称作“肝疏泄不及”，人体的物质向能量转化不足，按照其严重程度不同，可依次表现为肝气虚、肝阳虚、水湿痰饮、肝寒等内生病邪，程度过重者可称“寒毒之邪”。太过与不及是在肝藏发病时在人体系统总体状态上所作的区分，而在人体系统的局部往往是质－能转化过程的太过与不及共见，并多伴有机体整体能量总量不足，这种状态用传统中医学语境表述，即是寒热错杂、虚实夹杂、肝气虚、肝阳虚等。

肝藏的这种异常会体现在它的功能子系统上，表现为足厥阴肝脏疏泄失常，手足厥阴、手足少阳、手少阴经络的瘀堵，全身筋膜、结缔组织的病变等。

理解肝的病理还有一个要点——肝与血的关系。肝藏及足厥阴肝脏有主疏泄又主藏血的功能。血是人体内的液态红色富于营养的物质，“以奉生身，莫贵于此”（《灵枢·营卫生会》），肝藏血即是贮藏血这种精华物质，调节其营养周身的速度，因此，肝藏血可以说是肝主疏泄功能的一部分，因“血”在人体系统中的重要作用，故单独进行强调。

上文所述的火、热、寒、痰等邪气，皆可以影响肝主疏泄功能，进而导致肝藏血的功能失调，致使血瘀、血虚等“血”的不良状态出现。需要注意的是，除了直接的外力损伤以外，血的病变往往不只是寒、热等邪气所导致的结果，也与肝气失调有关。以血瘀为例，当临床中见到有血瘀表现的患者时，不能只想到活血化瘀，还要想到血因何而瘀，要做到治病求本。此外，火、寒、痰等邪气是人体气机运行异常的表现，是异常的内在关系所导致，而血本身是人体正常的物质基础与生理结构之一，血瘀、血虚等是血的一种异常状态，往往是寒、热等邪气、肝气机失调等病机共同作用的结果，血与病邪之间的系统层次不同，不可混淆。

由于肝所指代的“生发”是人生命循环过程的第一个环节，因此，肝的病变会导致整个人体生命过程的异变，典型体现是人体系统产生多实体脏器、多功能系统的损害，如风湿病累及周身筋脉出现疼痛便是肝藏病的典型病变过程。在诊疗过程中，凡见到肝藏为病的迹象时，便应意识到病机的核心在“肝藏系统”，其余一切症状无非是质－能转化过程异常的结果，治疗时要以恢复人体质－能转化速度为核心。

第二节　基本方案

一、基本治则

砭石疗法治疗一切适应病症时，皆强调恢复人体正常质－能转化过程、打通人体信息交通网络、促进机体内外质－能循环。

在治疗肝病时，除了要遵守使用砭石疗法疗法的基本原则外，还有三个需要重视的要点。

1. 通畅经络——打通能量、信息传输路径，具体来讲，是打通肝藏经络系统在实体层次的子系统——皮部、筋部、肉部等五体之中的瘀滞。

2. 恢复肝藏功能——着重通畅手足厥阴、手足少阳经、手少阴心经，恢复人体正常的质－能转化速率。

3. 恢复脾胃功能——适当通畅足太阴脾经和足阳明胃经，恢复人体胃气，以便积累能量。

二、常规手法套路

1. 刮头部　将砭板刃部以15°角置于患者前额顶部，从前向后，刮擦整个头部。

（1）作用顺序：自额中线开始施术，然后刮两侧头部，一般先左后右。

（2）作用层次：至头皮部即可。

（3）手法持续时间：一般为5～10分钟，以患者自觉头皮发热、头目清楚为佳。

注：砭石疗法治疗往往以刮头部为起始，因头为诸阳之会，刮头部以振奋阳气，调畅神志。在治疗肝藏病变时，要重点刮擦颠顶部肝反映区和头两侧足少阳胆经循行部位，以畅达肝胆之气。病位较深者，可酌情施以轻度拍击类手法，如板拍法。

2. 刮颈项部　将砭板刃部以30°角置于患者后发际线处，从上向下，刮擦颈部。

（1）作用顺序：自督脉起始，向两侧扩展至双侧颈中线，一般先左后右。

（2）作用层次：治疗颈部背面时，力量可渗透至筋骨部。治疗颈部两侧时，力量以在皮肉之间为佳。

（3）手法持续时间：手法持续时间一般为6～10分钟，以患者自觉颈部发热，活动灵便为佳。

注：项部是气血循环要道，为脑部供给营养，故调理项部以进一步调畅人之神志。着重刮颈项部手足少阳经所过部位，以疏通少阳气机，因项部较脆弱，故调理项部以刮法为主。

3. 刮肩部　将砭板刃部以30°角置于患者颈肩交界处，从颈肩交界处向肩关节处刮擦。

（1）作用顺序：先左后右。

（2）作用层次：力量以深透至骨为佳。需视患者局部肌肉厚度来调整局部手法的力度。

（3）手法持续时间：手法持续时间一般为 7～8 分钟，以患者自觉肩部发热，活动轻巧为佳。

注：肩部有手三阳经循行。刮肩部的重点是刮肩井穴，此穴是足少阳、足阳明及阳维脉的交会穴，治疗肩井穴可以振奋阳气、畅达气机，此外人在两腿合并站立时肩井穴与涌泉穴相对应，刺激肩井穴可引动肾水上行，推动肾精气化，营养周身。

4. 刮背部 将砭板刃部以 10°～45°角置于患者肩背交界处，从肩背交界处向腰骶部刮擦。先用砭板刃部以 15°角刮双侧肩胛骨，先左后右，用力方向从上向下，由肩胛骨内缘向肩胛骨外缘逐渐移动；再用砭板刃部以 10°～15°角由上到下刮擦督脉（脊柱）；随后用砭板刃部以 15°～45°角刮背部其他区域（主要是足太阳膀胱经的循行部位）。

（1）作用顺序：先左后右。肩胛骨→脊柱→其他区域。

（2）作用层次：力量以深透至骨为佳。需视患者局部肌肉厚度来调整局部手法的力度。

（3）手法持续时间：手法持续时间一般为 10～15 分钟，以患者自觉背部发热为佳。

注：背主要有足太阳膀胱经和督脉循行，其分布区域广泛，从中央脊柱部分到两侧 3cm 处，故调理背部多以刮法为主，因刮法作用范围较大，又可产生较强的渗透力，直达病灶。调理肩部时需要重视寻找患者背部反映点，着重刺激。背部反映点多分布于五脏俞穴附近，尤其是肝俞附近要注意。

5. 拍肘窝 用砭尺持续均匀拍打患者的肘窝（第一次治疗拍左侧，以后的治疗中左右依次交替），或用砭砧持续均匀叩击患者的肘窝，需重点拍打肘窝中央手厥阴经循行之处。

（1）作用层次：力量以深透至骨为佳。需视患者局部肌肉厚度和身体反应来调整局部手法的力度。

（2）手法持续时间：手法持续时间一般为 6～8 分钟，以患者自觉局部发热，手心出汗为佳。

6. 拍足三里 用砭尺持续均匀拍打患者的足三里穴附近（第一次治疗拍右侧，以后的治疗中左右依次交替），或用砭砧持续均匀叩击患者的足三里穴附近。

（1）作用层次：力量以深透至骨为佳。需视患者局部肌肉厚度和身体反应来调整局部手法的力度。

（2）手法持续时间：手法持续时间一般为 6～8 分钟，以患者自觉局部发热，足心出汗为佳。

按语：刮头部与颈项部起到促进阳气生发的作用，头为诸阳之会，肝通于颠顶，颈项部有足少阳胆经与督脉循行，故刮头与颈项部可以调整人体生发环节，肩背部临近人体各实体脏器；脏腑俞穴皆位于肩背部，背部为足太阳膀胱经循行之处，故刮肩背部可以安和脏腑之阴，恢复人体生命过程收、藏的环节；心之邪沉于两肘，调理肘窝附近可以恢复心脏功能，调节人体生命过程中“长”的环节；足三里为足阳明胃经合穴，拍足三里有助于调和胃气，促进气机转化，回复人体生命过程中“化”的环节。故上述六个操作手法适用于除砭石疗法禁忌证外的所有疾病的处理，只是调理不同藏的病变时所需重点关注的反映点、反映区，以及施术力度略有差别，下文阐述其他四藏的治疗套路时会具体论述。

7. 拍右腘窝　用砭尺持续均匀拍打患者的右侧腘窝，或用砭砧持续均匀叩击患者的右侧腘窝。

（1）作用层次：力量以深透至骨为佳。需视患者局部肌肉厚度和身体反应来调整局部手法的力度。

（2）手法持续时间：手法持续时间一般为 6 ~ 8 分钟，以患者自觉局部发热，下肢出汗为佳。

注：关节是气血运行的重要枢纽，是经络汇集之处，肘窝与腘窝处无重要脏器，故可施以强度较高的手法，以拍法振奋阳气，疏通气血，清除层次较深的病邪。先拍左肘窝，因左侧与心脏脏器距离更近，故先通畅左侧气血，保护心藏。此外，肝气升于左，先拍左肘亦有升发肝气之义。再拍右腘窝，因肾之邪沉于两腘，故拍腘窝以养肾祛邪，取交通心肾之义，之所以拍右侧的腘窝则是因为肺气降于右，先拍左侧肘窝升达肝气，再拍右足三里涵养胃气，而后又拍右腘窝以肃降肺气，肺肾同调，进一步推动一气周流。此先后顺序既可交通心肾，也可促进肝升肺降，且肘窝与腘窝也是淋巴排毒通道，有助于周身淋巴排毒。

8. 拍左脚心　用砭尺持续均匀拍打患者的左侧脚心，或用砭砧持续均匀叩击患者的左侧脚心。可以以涌泉穴为标志点。

（1）作用层次：力量以深透至骨为佳。需视患者局部肌肉厚度和身体反应来调整局部手法的力度。

（2）手法持续时间：手法持续时间一般为 3 ~ 5 分钟，以患者自觉足部发热、下肢汗出为佳。

注：拍左脚心涌泉穴，以提振肾气，滋养肝脏，并促进人体气机循环。因足心为足少阴肾经起始穴，而肝升于左，故拍打此穴有助于肾气蒸腾和肝气机的生发。

9. 拍右上臂内侧　用砭尺持续均匀拍打患者的右上臂内侧，或用砭砧持续均匀叩击患者的右上臂内侧。可以以天泉穴为重点。

（1）作用层次：力量以深透至骨为佳。需视患者局部肌肉厚度和身体反应来调整局部手法的力度。

（2）手法持续时间：手法持续时间一般为 5 ~ 10 分钟，以患者自觉被拍打部位发热、右手汗出为佳。

注：天泉穴及其周围是手厥阴心包经为病的常见反映点，手厥阴心包经与足厥阴肝经为同气之经，气机相贯，故拍打天泉穴附近经筋有助于肝藏系统病变的恢复。

10. 点穴　用砭笔或砭锥点刺患者身上与肝藏相关的反映点，可施以捻转等行针手法，促进得气。

（1）作用层次：视反映点的具体状态，以得气为佳。

（2）常见反映点位置：太冲、三阴交、劳宫、内关、期门、膻中、风市等穴位附近。

（3）手法持续时间：平均每个穴位10秒。

11. 摩肝区 以砭砧或砭球在患者肝区施以擦法，其中砭球只能在背部肝区使用。

（1）作用顺序：由中心向外周。先摩后背部，再摩胁肋部。

（2）作用层次：力量以深透为佳，但力度需均匀、柔和。

（3）手法持续时间：手法持续时间一般为5～10分钟，以患者自觉肝区发热放松为佳。

注：疏通肝器的气血，促进肝藏系统的“硬件”恢复常态。

第三节 疾病举例

一、胁痛

胁痛是以胁肋部疼痛为主要表现的一种肝胆病证。胁，指侧胸部，为腋以下至第十二肋骨部位的统称。胁痛主要责之于肝胆。因为肝位居于胁下，其经脉循行两胁，胆与肝相表里，其脉亦循于两胁。当肝胆经痹阻不通时，可出现实证胁痛，当肝胆脏腑精气亏虚时，可出现虚性胁痛，前者表现为疼痛拒按，后者表现为疼痛喜按。

重点手法：在常规手法套路基础上再采用下列手法。

温感法：将砭具加热后放于患者胁肋部，10～15分钟，以患者胁肋部有热感为宜。适用于虚寒性质的胁痛。

凉法：将砭具适当降温后放于患者胁肋部，10～15分钟，以患者自觉胁肋部灼热胀满减轻为宜。适用于火、热性质的胁痛。

点刺法：选取肝俞、期门、太冲、血海等穴，患者取坐位进行点刺。

点揉法：选取肝俞、期门、太冲、血海等穴，患者取坐位，点揉约15分钟。

二、黄疸

黄疸是由于感受湿热疫毒等外邪，导致湿浊阻滞，脾胃肝胆功能失调，胆液不循常道，随血泛溢引起的以目黄、身黄、尿黄为主要临床表现的一种肝胆病证。基本病机为湿浊阻滞，脾胃肝胆功能失调，胆液不循常道，随血外溢。按病邪的寒热偏性，可分为阳黄与阴黄。

重点手法：在常规手法套路基础上再采用下列手法。

拍法：用尺拍法拍足三里、飞扬，用板拍法拍肝俞、胆俞。

擦法：患者取仰卧位，用砭具在患者肝经、胆经做擦法10～15分钟，阳黄用冷砭，阴黄用热砭。

刮法：患者取侧卧位或坐位，用砭具在胆经处做刮法。

三、鼓胀

鼓胀系指肝病日久，肝脾肾功能失调，气滞、血瘀、水停于腹中所导致的，以腹胀大如鼓、皮色苍黄、脉络暴露为主要临床表现的一种病证。基本病机是肝、脾、肾三脏功能失调，损伤胃气，致使气滞、血瘀、水停于腹中。

重点手法：在常规手法套路基础上再采用下列手法。

擦法：鼓胀病患者多胃阳亏虚，故宜将砭具加热后放在胃脘部做擦法，持续时间10～15 分钟，以患者腹部有热感为宜。

点刺法：取伏兔、髀关、脾俞、阳陵泉、内关、足三里、期门、肝俞等穴，点刺诸穴 10～15 分钟。

第七章 心系病证

第一节 心病总论

一、人体中的心

在人体系统中，有作为功能性系统的心系统，包括心藏及作为其功能单位的功能性子系统，也有作为实体性结构的心，即西医学体系内的解剖脏器，本书将之称为“心器”。讨论心病有必要先澄清人体系统中这些“心”的概念及彼此之间的关系。

1. 作为功能性系统的心藏系统 作为功能性系统的心包括心藏与手少阴心脏，后者是前者的关键功能性子系统。

心藏直接代指人生命过程——“生、长、化、收、藏”——中“长”这一阶段的功能性结构，是以心为名的系统的最高层次。《素问·四气调神大论》记载：

“夏三月，此谓蕃秀，天地气交，万物华实，夜卧早起，无厌于日，使志无怒，使华英成秀，使气得泄，若所爱在外，此夏气之应，养长之道也。逆之则伤心，秋为痎，奉收者少，冬至重病。”

此段经文中的“心”指的就是“心藏”，它直接对应于四气中的“夏气”，亦即“夏三月”，基本含义为“长”，即能量输布运行所涌现出高级功能的过程，这些高级的功能包括人的思维情志、表现于外的神采、与外界进行沟通交流等。《素问·六节藏象论》记载：

“心者，生之本，神之变也，其华在面，其充在血脉，为阳中之太阳，通于夏气。”

此段经文讲心“通于夏气”，即是暗示此处所言之心乃是心藏，心藏这一功能性系统的功能状态主要反映于面，其功能在形体的主要体现为血脉（血脉输送着作为人体精华物质的“血”，血是气的直接来源，因此血脉也是能量输布的通道），在时间上对应“夏”。心藏为神之变又有两层含义，《素问·天元纪大论》记载：

“物生谓之化，物极谓之变，阴阳不测谓之神。”

这段经文提示“变”有极致之义，“神”则表示复杂莫测。一方面，五藏各有其主宰的人体精神情志，而心藏是各种精神情志的总主宰；另一方面，神也象征着人体系统所涌现出的高级功能，心藏是所有能量运行所产生的高级功能的总括，故称心为“神之变”。正因为心藏具有如此重要的作用，不少古训都强调治病要先调心、调神。

心藏象征着人体“生长化收藏”的生命过程中“长”这一阶段，直接对应于五行中的火行，它是对人体系统中所有具有“火”属性的系统的总括，其功能体现于对应相关自然环境的周身各处，即其相关要素有自然界的五色之赤、五味之苦、五化之长、五方之南、五季之夏、五气之暑、五声之徵；还有人体自身的手少阴心脏、手太阳小肠腑、五体之脉、五官之舌、五华之面、五志之喜、五液之汗、五声之笑。还包括与之同气的足少阴肾脏、足太阳膀胱腑。心藏在脏腑、经络层面的子系统主要包括手少阴心脏、手太阳小肠所属的经络及与之同气的足少阴肾脏、足太阳膀胱腑的经络，心藏与体窍志液时之间的联系是它的子系统共同作用的结果，不仅仅涉及手少阴心脏这一个功能子系统。临床见到患者出现心脏、小肠腑、肾脏、膀胱腑及心藏所主的体窍志液的症状，或是患者在心所主的时令发病，应意识到这些病症皆属于心藏系统功能的异常。在本章所讲述的心藏系统中，手少阴心脏是关键功能子系统，它在心藏功能的运行上发挥着较其他心藏子系统更为关键的作用，调整手少阴心脏可以带动整个心藏大系统的恢复，所以在本章心系疾病的常规手法套路中所选取的心脏反映点较多。心藏输布的能量直接来源于肝藏，根源于肾藏，所以在心系病的调理手法中也体现了对肝、肾的刺激。

手少阴心脏是脏腑系统中的心，它在人体系统中的系统层次低于心藏，是心藏的关键子系统。心脏的功能可以用《素问·灵兰秘典论》中的记载来概括，即：

“心者，君主之官，神明出焉。”

君主需要考虑的是整个国家内部关系的协调，具体途径是资源调度与政令发布。在人体系统中，心主血脉，并参与血的生成，如《侣山堂类辩》谓：血乃中焦之汁，流溢于中以为精，奉心化赤而为血。五脏六腑、十二经脉、四肢百骸、五官九窍等之营养，皆依靠血及血所化生之气（合称“气血”）的供应，而血脉的调度和血的生成都有赖于手少阴心脏功能的发挥，手少阴心脏正是通过对气血输布的调整来协调人体周身的关系。“神”是人体最高层次的涌现功能，这些功能在气血的变化、运行中得以维持，由心所主持，因此说“心主神明”。手少阴心脏的关键子系统是它所属的经络——手少阴心经。

手少阴心经所传输的信息主要与手少阴心脏的功能相关。经络这一功能性系统的本身便属于心藏系统（通过能量输布来传递信息）的功能子系统，而手少阴心脏是心藏的关键子系统，因此手少阴心经在调整人体能量输布与信息传递上较其他经络而言发挥着更为重要的作用。

2. 作为实体性结构的心器 心器指解剖学中的心（heart），心脏是脊椎动物器官之一，是循环系统中的动力。人的心脏基本上和本人的拳头大小一样，外形像桃子，心尖偏向左。位于横膈之上，纵隔之间，胸腔中部偏左下方，两肺间而偏左。主要由心肌构成，有左心房、左心室、右心房、右心室四个腔。左右心房之间和左右心室之间均由间隔隔开，故互不相通，心房与心室之间有瓣膜（房室瓣），这些瓣膜使血液只能由心房流入心室而不能倒流。

心器的功能属性与作为功能性系统的心藏、手少阴心脏的功能具有较高的重合度，作为功能性系统的心藏与手少阴心脏，它们的功能可以解读为是对心器功能的更高层次的概括，而心器则是作为功能性系统——“软件”的“心藏”与“手少阴心脏”在实体层次上的“硬件”子系统之一。

与心藏相关的系统层次结构见图 7－1－1。

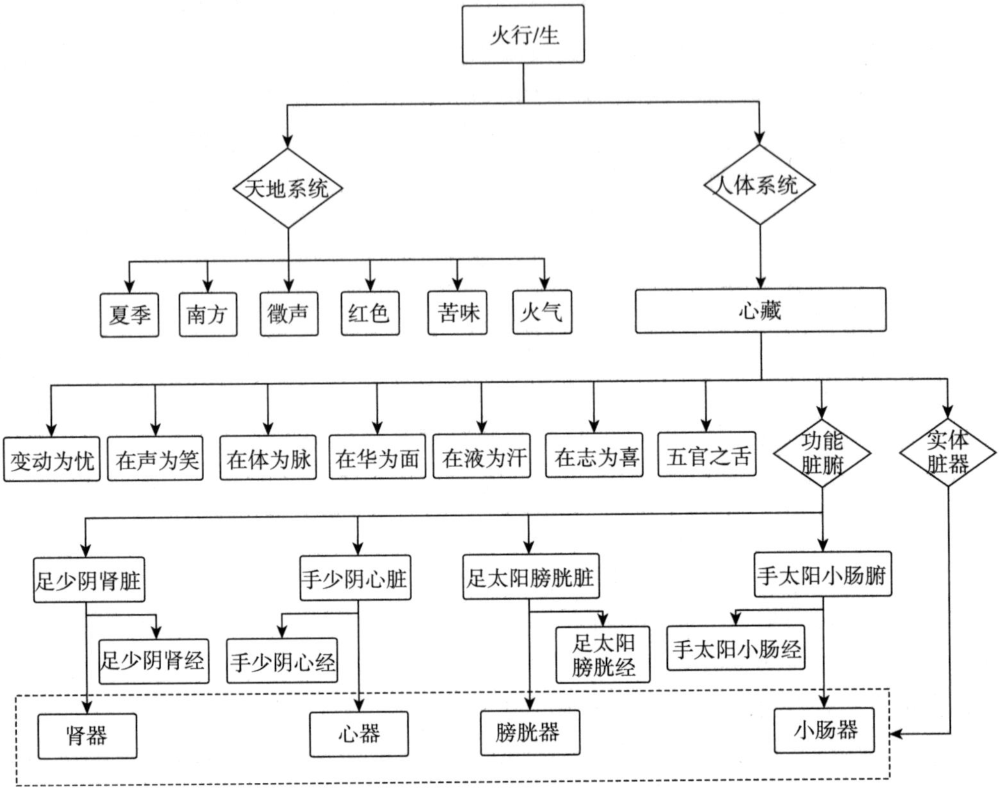

图 7－1－1　心藏系统层次结构示意

二、心的病理

本章讲的心系病症，主要指的是心藏所代指的能量输布运行异常所导致的人体系统高级系统功能的病变，以及心藏的功能性与实体性子系统的病变。

心藏处在生理状态时，人体的能量推动功能和信息传递功能正常运转，病理状态则是生理状态的异常，包括太过、不及两类。太过是能量推动力量过强、速度过快，损伤人体实体结构，如高血压、脑溢血；不及则是能量推动力量过弱、速度过慢，能量物质蓄积在身体局部，对人体系统内在气血循环流通产生阻碍，如心肌缺血、心肌梗死、脑梗死等。太过与不及在心藏信息传递功能出现异常时，往往表现在情志的病变上，如太过可发作焦虑症，不及可发作抑郁症。

第二节　基本方案

一、基本治则

砭石疗法治疗一切适应病症时，皆强调恢复人体正常质－能转化过程、打通人体信息交通网络、促进机体内外质能循环。

在治疗心病时，除了要遵守使用砭石疗法疗法的基本原则外，还有两个需要重视的要点。

1. 重视神机　心系疾病多涉及情志、思维，在治疗时要重点关注患者的情志变化，适度引导患者情绪。

2. 恢复心藏系统功能，注重心肾同调　着重通畅手足少阴、手足太阳经络，恢复人体正常的能量信息转化和传递速率。

二、常规手法套路

1. 刮头部　将砭板刃部以15°角置于患者前额顶部，从前向后，刮擦整个头部。

（1）作用顺序：自额中线开始施术，然后刮两侧头部，一般先左后右。

（2）作用层次：至头皮部即可。

（3）手法持续时间：一般为10～15分钟，以患者自觉头皮发热、头目清楚为佳。

注：头为诸阳之会，头部是“心火”的典型体现，因此，调理心系疾病时头部的治疗时间可以适度延长。督脉是刮头时的重点区域，因督脉为阳脉之海，有助于振奋一身阳气。病位较深者，可酌情施以轻度拍击类手法，如板拍法。

2. 刮颈项部　技法要点同第六章肝系病证。

注：重点刮督脉循行的项后正中央，并重视刺激反映点。

3. 刮肩部　发力技法要点同第六章肝系病证。但要注意以刮手太阳小肠经所过部位为主。

注：治疗心系病症尤其需要注意对肩井穴的刺激，肾水上行，促进心肾交通。

4. 刮背部　技法要点同第六章肝系病证。但主要以刮督脉为主，其次是足太阳膀胱经脉。

注：心俞穴与肾俞穴是调理的重点，治疗时可以适当加大这两个穴位区域的刺激量。此外，心系疾病患者在背部第七肋（膈俞附近）至第八肋之间的区域常会出现突起的反应区，提示此处有气血的郁滞，治疗时可以着重刮这两块反映区，以及反映区上下的横络。

5. 拍肘内下侧　用砭尺持续均匀拍打患者的肘内下侧（避开骨骼，第一次治疗拍左侧，以后的治疗中左右依次交替），或用砭砧持续均匀叩击患者的左肘内下侧。可以以少海穴为重点。

（1）作用层次：力量以深透至骨为佳。需视患者局部肌肉厚度和身体反应来调整局部手法的力度。

（2）手法持续时间：手法持续时间一般为5～10分钟，以患者自觉被拍打部位发热、右手汗出为佳。

注：少海穴及其周围是少阴为病的常见反映点，治疗主要矛盾在心藏系统的疾病，主要针对这一部位施术，但是也要关注对手厥阴心包经的疏导。手厥阴心包主要负责疏泄手少阴心脏和手太阴肺脏的气机，因此调整心、肺的疾病都要重视对手厥阴心包的治

疗。心包代心君行令，代心君受邪，故治疗心系疾病时，亦可先稍稍疏通心包的邪气，即在肘窝处做拍法，拍打肘窝的位置较治疗肝系疾病时可以更向手少阴心经靠拢些。先拍左侧是因为左侧距离心器更近，再次治疗时交换左右顺序即可。

6. 拍足三里 技法要点同第六章肝系病证。（第一次治疗拍右侧，以后的治疗中左右依次交替）

按语：上述六个操作手法可以对人体系统生长化收藏的生命过程进行一次完整调理，依据施术重点的区别又分别侧重于不同藏的调理。属于基础套路中的基础。基础套路内的其他手法则需要视患者的身体状态酌情选用。

7. 拍腘窝 技法要点同第六章肝系病证。

注：重点拍打腘窝靠内侧后缘的足少阴肾经所过之处。

8. 拍脚心 技法要点同第六章肝系病证。

注：拍左脚心涌泉穴，以提振肾气，滋养心脏，促进心肾交通。因肾经有之脉循行于心，并交会于心包经。

9. 拍右上臂内侧 发力技法要点同第六章肝系病证。

注：重点拍打右上臂内侧后缘心经所过部位。拍打部位主要在极泉穴与青灵穴之间。

10. 点穴 主要反映点：少府、内关、阴郄、心俞、膻中、百会、四神聪、后溪、少冲、人中。

其余技法要点同第六章肝系病证。

11. 摩心区 以砭砧或砭球在患者心区施以擦法，其中砭球只能在背部心区使用。

（1）作用顺序：由中心向外周。先摩后背部，再摩胁肋部。

（2）作用层次：力量以深透为佳，但力度需均匀、柔和。

（3）手法持续时间：手法持续时间一般为 5～10 分钟，以患者自觉心区发热放松为佳。

注：疏通心器的气血，促进心的“硬件”恢复常态。

第三节　疾病举例

一、心悸

心悸是指以心中急剧跳动，惊慌不安，甚则不能自主为主要临床表现的一种心脏常见病证，可由多种因素导致心器不得充分营养而发病。心悸又可分为纯虚证与虚实夹杂两类。纯虚证指单纯由于气血阴阳亏虚而引发的心悸，没有明显的经络阻滞，此种情况较为罕见。虚实夹杂证较为多见，指心脏不得濡养的同时伴有轻度的经络阻滞，即经络有痹邪。治疗本病时，无论是虚证还是虚实夹杂证，皆以交通心肾、养心定悸为主要治则，常规套路中的前六种手法即可交通心肾，下述重点手法的作用主要以加强养心定悸效果为主。

重点手法：在常规手法套路基础上，再采用下列方法。

温感法：将砭具加热后放于患者前心区，10～15 分钟，以患者自觉心跳平稳有力为宜。

点刺法：点刺心尖搏动处，5～10 分钟，以患者自觉心跳平稳有力为宜。需要注意控制力度，不可刺破皮肤。

二、胸痹心痛

胸痹心痛，又称心痛，是以胸口正中或左胸部发作性憋闷、疼痛为主要临床表现的一种病证。轻者偶发短暂的胸部憋闷或发作持续性隐痛；重者疼痛剧烈，或呈压榨样绞痛。常伴有心悸、气短、呼吸不畅，甚至喘促、惊恐不安、面色苍白、冷汗自出等。此病病机为痹邪（风寒湿热等）严重、痹阻心脉，令心器不得气血濡养，以虚实夹杂证为主，可由心悸发展而来，但相对心悸而言更易出现危证。治疗时以通脉除痹、振奋心阳为主要治则。

重点手法：在常规手法套路基础上，再采用下列方法。

拍法：用尺拍法重拍肘窝。严重者可以再拍云门附近。

刮法：对膻中、心俞、肝俞进行刮法治疗。

刺法：将砭锥或砭笔加热，点刺患者心尖搏动处。温刺法纯粹用以振奋心阳，仅适用于纯寒证患者。

注：砭石疗法治疗以虚实为纲，当有过度的寒热偏性的表现时，才宜适当选取冷砭或热砭。

附：精神情志病的治疗

心藏是五藏系统中总管人精神情志的系统，各类精神情志病（抑郁症、焦虑症等）皆是心藏功能的表现，心藏系统输布能量功能的发挥直接依靠于肝藏系统调整物质向能量转化的功能发挥，因此各类精神情志病主要责之于心藏与肝藏。

肺、脾、肾三藏功能异常虽然也会导致精神情志类疾病，但皆是通过影响心藏与肝藏的功能才导致了最终的发病，所以治疗精神情志病最需直接关注的是肝藏与心藏这两个系统功能的调整。

在治疗精神情志类疾病时可以主要应用肝藏病症与心藏病症的治疗套路。若遇到剧烈挣扎、活动不定的患者，可以在使用接触类手法之前使用闻法，让患者听砭磬的声音来平稳情绪，待状态平稳后再继续进行手法治疗。

第八章 脾系病证

第一节 脾病总论

一、人体中的脾

在人体系统中，有作为功能性系统的脾系统，包括脾藏及作为其功能单位的功能性子系统，也有作为实体性结构的脾，即西医学体系内的解剖脏器，本书将之称为“脾器”。讨论脾病有必要先澄清人体系统中这些“脾”的概念及彼此之间的关系。

1. 作为功能性系统的脾藏系统 脾藏直接代指人生命过程——“生、长、化、收、藏”中“化”这一阶段的功能性结构。《素问·脏气法时论》记载：

“脾主长夏足太阴、阳明主治，其日戊己；脾苦湿，急食苦以燥之。”

此段经文中“脾”即为脾藏，它对应时节为“长夏”，其基本含义为“化气成形”，对应人体能量转为物质，以及将外界物质、能量转化为人体系统自身组成部分的过程，也代指负责这一生命过程的功能性系统。本章讲的脾系病症，主要指的是脾藏所代指的人体生命过程中“化气成形”阶段发生紊乱所造成的病症。

在脾所主时令方面，还有一种观点认为“脾不主时”。《素问·太阴阳明论》记载：

“脾者土也，治中央，常以四时长四藏，各十八日寄治，不得独主于时也。脾藏者常著胃土之精也，土者生万物而法天地，故上下至头足，不得主时也。”

此段经文中直接点明脾藏不单独对应四气中的某一气，而是主四时各十八日，故亦有人称“脾主四时”。这两种观点其实并不矛盾，“脾主长夏”强调了脾藏的“化气成形”的转化功能，而“脾主四时”强调了脾藏将能量转化为物质的功能贯穿在整个人体生命过程中，正因为脾藏，人体系统的内在关系才得以展现为实在。

《素问·六节藏象论》记载：

“脾、胃、大肠、小肠、三焦、膀胱者，仓廪之本，营之居也，名曰器，能化糟粕，转味而入出者也，其华在唇四白，其充在肌，其味甘，其色黄，此至阴之类，通于土气。”

此段经文将脾与五腑并称，所指的乃是脏腑系统中的脾，“脾、胃、大肠、小肠、三焦、膀胱”这些系统综合在一起，共名为“器”，这个“器”才是脾藏。脾藏这一功能系统的功能状态主要反映于唇周，其功能在形体的主要体现为肌，在味的主要体现是甘，在颜色的主要体现是“黄”，在时令为长夏，寄旺于四时。

脾藏象征着人体“生长化收藏”的生命过程中“化”这一阶段，直接对应于五行中的土行，它是对人体系统中所有具有“土”属性的系统的总括，其功能体现于对应相关自然环境的周身各处，即其相关要素有自然界的五色之黄、五味之甘、五化之化、五方之中、五季之长夏、五气之湿、五声之宫；还有人体自身的足太阴脾脏、足阳明胃腑、五体之肉、五官之口、五华之唇、五志之思、五液之涎、五声之歌。还包括与之同气的手太阴肺、手阳明大肠腑，以及“能化糟粕，转味而入出”的手少阳三焦腑、足太阳膀胱腑。

脾藏在脏腑、经络层面的子系统主要包括足太阴脾脏、足阳明胃腑、手阳明大肠腑、手太阳小肠腑、手少阳三焦腑、足太阳膀胱腑，脾藏与体窍志液时之间的联系是它的子系统共同作用的结果，不仅仅涉及足太阴脾脏这一个功能子系统。临床在见到患者出现足太阴脾脏、足阳明胃腑、手阳明大肠腑、手太阳小肠腑、手少阳三焦腑、足太阳膀胱腑及其所属经络，以及脾藏所主的体窍志液时的症状，或是患者在脾所主的时令发病，应意识到这些病症皆属于脾藏功能的异常。

在本章所讲述的脾藏系统中，足太阴脾脏与足阳明胃腑是关键功能子系统，它在脾藏功能的运行上发挥着较其他脾藏子系统而言更为关键的作用，调整足太阴脾脏和足阳明胃腑可以带动整个脾藏大系统的恢复，所以在本章脾系疾病的常规手法套路中所选取的脾脏反映点与胃腑反映点较多。需要注意的是，脾藏的功能体现于在其他四藏中，其余四藏的功能皆以脾藏为本，所以他藏凡有病变皆会影响到脾藏，故脾藏本藏自病较为少见，多与他藏同病。

足太阴脾脏与足阳明胃腑是脾藏的关键子系统，简称脾脏与胃腑。脾胃的功能在《素问·灵兰秘典论》中被合并记述为“仓廪之官，五味出焉”，《素问遗篇·刺法论》中又将脾单独论述，称：

“谏议之官，知周出焉。”

《素问·灵兰秘典论》中的记载更偏于对胃腑功能的描述，仓廪即储存粮食的地方，符合胃受纳、腐熟水谷，将之运化为水谷精微的特点。《素问·刺法论》中则更加突出了脾脏输布、调度水谷精微（物质），并将其上输心肺进一步化生气血津液，布达头面、四肢等全身各处，营养全身的功能，是所谓“脾主运化”。饮食水谷是人体营养的主要来源，亦是气血津液化生的物质基础，人体的生长发育离不开足太阴脾脏功能的正常运行，故足太阴脾脏与足阳明胃腑常被称为“后天之本”“气血生化之源”。足太阴脾脏与足阳明胃腑的关键子系统是足太阴脾经与足阳明胃经，在治疗脾藏病变时，多取用这两条经脉上的反映点。

2. 作为实体性结构的脾器与胰腺 脾器指解剖学中的脾（Spleen），它是人体重要的淋巴器官。脾位于左季肋区胃底与膈之间，恰与第9～11肋相对，其长轴与第10肋一致。正常情况下，左肋弓下缘不能触及。脾分为内、外两面，上、下两缘，前、后两端。内面凹陷与胃底、左肾、左肾上腺、胰尾和结肠左曲为邻，称为脏面。脏面近中央处有一条沟，是神经、血管出入之处，称脾门。外面平滑而隆凸与膈相对，称为膈面。上缘前部有2～3个切迹，称脾切迹。其生理功能主要有四点：①过滤血液：脾内滤血的主要部位是脾索和边缘区，此处含大量巨噬细胞，可吞噬清除血液中的病原体和衰老的血细胞。②免疫功能：侵入血内的病原体，如细菌、疟原虫和血吸虫等，可引起脾内发生免疫应答。③造血功能：胚胎早期的脾有造血功能，但自骨髓开始造血后，脾渐变为一种淋巴器官，在抗原刺激下能产生大量淋巴细胞和浆细胞。但脾内仍含有少量造血干细胞，当机体严重缺血或某些病理状态下，脾可以恢复造血功能。④储血功能：人脾的储血能力较小，约可储血 40mL，主要储于血窦内。脾肿大时其储血量也增大，当机体需血时，脾内平滑肌的收缩可将所储的血排入血循环，脾随即缩小。

胰是一个狭长的腺体，横置于腹后壁 1～2 腰椎体平面，质地柔软，呈灰红色。胰可分胰头、胰颈、胰体、胰尾四部分。胰管位于胰实质内，其行走与胰的长轴一致，从胰尾经胰体走向胰头，沿途接受许多小叶间导管，最后于十二指肠降部的壁内与胆总管汇合成肝胰壶腹，开口于十二指肠大乳头。在胰头上部有时可见一小管，行于胰管上方，称为副胰管，开口于十二指肠小乳头。其生理功能主要有以下四点：①促进肝糖原和肌糖原的合成。②促进葡萄糖进入肌肉和脂肪组织细胞内。③激活葡萄糖激酶，生成 6－磷酸葡萄糖。④抑制糖异生。

脾器和胰腺作为实体解剖器官的功能与作为功能性系统的脾藏和足太阴脾脏的功能具有一定的和较高的重合度，作为功能性系统的脾藏与足太阴脾脏，它们的功能可以解读为是对脾器功能更高层次的概括，而脾器和胰腺则是作为功能性系统的“脾”在实体层次上的子系统之一。

脾藏的子系统除了包括上述几个系统外，还包括足阳明胃（腑）、手太阴肺、手阳明大肠等部分功能及其附属的经络。

与脾藏相关的系统层次结构见图 8－1－1 所示。

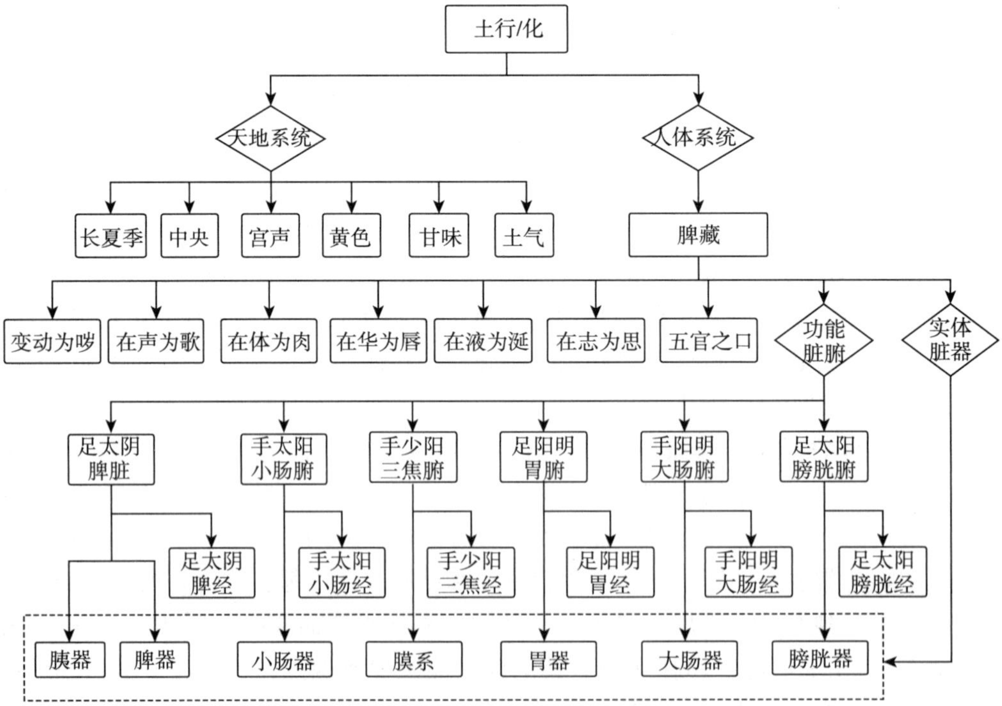

图 8－1－1　脾藏系统层次结构示意

二、脾的病理

脾藏的生理功能是促进能量转化为物质，病理状态便是能量－物质转化异常。脾的病理主要包括太过与不及。太过即能量转化为物质的速率过快、转化的量过多，致使体内物质积蓄过多，造成肢体局部的信息流通障碍；不及则是能量转化为物质的速率过缓，转化的量较少，致使体内局部物质不足，影响局部正常功能的发挥。

脾藏的异常主要由自体系统异常与外部系统异常两种因素所致。自体系统异常是脾藏自身功能发生紊乱。脾藏作为一复杂系统，无论是实质脏腑、经络沟通、功能发挥中任何一方面发生异常，均可导致系统整体的变化，产生诸如脾阳虚、脾气虚、脾阴虚等病变。外部系统异常多由自然－人体关系链紊乱或人体其他脏腑系统异常引起五脏关系链紊乱所致，人体作为自然界的一部分，不可避免地受自然变化的影响，若外界异常气候持续时间过长或出现频率过高，均会影响脾藏系统导致病变，产生诸如寒湿困脾、湿热蕴脾等病变。

脾藏的异常亦会体现在其功能子系统上，不仅表现为足太阴脾脏运化失常，手足太阴、手足阳明经络的阻滞不通，还体现在四肢肌肉的形态、应力，以及女子月经节律等变化上。此外，由于脾所代表的“变化”是人生命循环过程的“能量转化为物质”的转折环节，因此，脾的病变会影响人体整个生命过程，典型体现是人体系统产生多实体脏器、多功能系统的损害，如胃溃疡、脾大、大肠癌变等均是脾藏病的典型病变过程。

在诊疗过程中，凡见到脾藏为病的迹象时，应注意其病机之本在于“脾”，此外均为脾藏功能紊乱所造成的标证。

第二节　基本方案

一、基本治则

在治疗脾病时要重点恢复脾藏功能，即着重通畅足太阴、足阳明经络，因脾藏多与他藏同病，脾藏的治疗常穿插在对其他四藏的调整中。

二、常规手法套路

1. 刮头部　技法要点同第六章肝系病证。

注：可以轻刮前额和两目框眉棱骨周围。

2. 刮颈项部　技法要点同第六章肝系病证。

注：着重刮手阳明大肠经脉。手少阳三焦经所过部位，以项部侧面和前部为主。

3. 刮肩部　技法要点同第六章肝系病证。

注：着重刮手阳明大肠经脉。手少阳三焦经所过部位，以肩前和肩中部位为主。

4. 刮背部　技法要点同第六章肝系病证。

注：治疗脾系病症时要注意加强对肝俞、脾俞、胃俞、三焦俞、膀胱俞的刺激。

5. 拍肘窝 用砭尺持续均匀拍打患者的肘窝，或用砭砧持续均匀叩击患者的肘窝。

（1）作用顺序：视反映点的情况来决定先拍左肘或是右肘，先治疗阻滞严重的一边。

（2）作用层次：力量以深透至骨为佳。需视患者局部肌肉厚度和身体反应来调整局部手法的力度。

（3）手法持续时间：手法持续时间一般为6～8分钟，以患者自觉局部发热、手心出汗为佳。

注：治疗脾系疾病，在拍打肘窝时，位置偏向手太阴肺经。因足太阴脾经与手太阴肺经同气。

6. 拍足三里 技法要点同第六章肝系病证。

注：一般先拍本次治疗所拍肘窝的对侧。

按语：上述六步手法除特殊情况外，每次治疗必做。基本套路中的其余手法视患者身体状况酌情使用。

7. 刮腹部 将砭板刃部以10°～45°角置于患者中脘部，从中脘部向小腹刮擦。

（1）作用顺序：先刮腹中线，然后刮两侧。一般先左后右。

（2）作用层次：力量以深透至骨为佳。需视患者局部肌肉厚度来调整局部手法的力度。

（3）手法持续时间：手法持续时间一般为10～15分钟，以患者自觉腹部发热为佳。

注：重视寻找患者腹部反映点，重点刺激。反映点多分布于五脏俞穴附近。

8. 刮下肢部 将砭板刃部以10°～45°角置于患者下肢脾、胃经循行之处，脾经循行部位位于下肢内部后侧，胃经循行部位位于下肢外部前方，从上到下进行刮擦。若下肢存在结节，则加强刺激力度。

（1）作用顺序：一般先左后右。

（2）作用层次：力量以深透至骨为佳。需视患者局部肌肉厚度来调整局部手法的力度。

（3）手法持续时间：手法持续时间一般为10～15分钟，以患者自觉下肢发热为佳。

注：重视寻找患者下肢反映点，重点刺激。

9. 拍大腿足阳明胃经循行部位 用砭尺持续均匀拍打患者大腿部的足阳明胃经循行区域，或用砭砧持续均匀叩击患者大腿部的足阳明胃经循行区域。

（1）作用顺序：视反映点的情况来决定先拍左或是先拍右，优先治疗阻滞严重的一边。

（2）作用层次：力量以深透至骨为佳。需视患者局部肌肉厚度和身体反应来调整局部手法的力度。

（3）手法持续时间：手法持续时间一般为6～8分钟，以患者自觉局部发热、下肢出汗为佳。

注：胃腑亦属脾藏的子系统，故治疗足阳明胃经，恢复胃腑功能来调养脾藏。髀关、伏兔是重点反映区。

10. 拍双腿足少阳胆经循行部位　用砭尺持续均匀拍打患者的足少阳胆经循行部位，或用砭砧持续均匀叩击患者的足少阳胆经循行部位。

（1）作用顺序：治疗次序需与第8步相反。

（2）作用层次：力量以深透至骨为佳。需视患者局部肌肉厚度和身体反应来调整局部手法的力度。

（3）手法持续时间：手法持续时间一般为6～8分钟，以患者自觉局部发热、下肢出汗为佳。

注：脾藏功能的发挥有赖于胆腑的决断，故治疗胆经，通利胆气。飞扬、环跳、风市附近为重点反映区。

11. 点穴　用砭笔或砭锥点刺患者身上与脾藏相关的反映点，可施以捻转等行针手法，促进得气。

作用层次：视反映点的具体状态，以得气为佳。

常见反映点位置：中脘、足三里、伏兔、血海、膻中等穴位附近。

手法持续时间：平均每个穴位10秒。

12. 摩脾区和胰腺区　以砭砧或砭球在患者脾区和胰腺区施以擦法，其中砭球只能在背部肝区使用。

作用顺序：由中心向外周。先摩后背部，再摩脾胃部。

作用层次：力量以深透为佳，但力度需均匀、柔和。

手法持续时间：手法持续时间一般为5～10分钟，以患者自觉脾区和胰腺区发热放松为佳。

第三节　疾病举例

一、痞满

痞满是指心下胃脘部满闷不舒为主要表现的病症，临床多表现为胸膈满闷、胃脘痞满、触之无形、按之不痛。多因胃纳呆滞，脾不健运，致中焦气机郁滞而成本病。

重点手法：在常规手法套路基础上，进行如下操作。

温感法：将砭具加热后放于腹部中脘穴，10～15分钟，以患者腹部有热感为宜。

点刺法：选取脾俞、中脘、足三里、气海、期门等穴，患者取坐位进行点刺。

点揉法：选取脾俞、中脘、足三里、气海、期门等穴，患者取坐位，点揉15分钟。

二、呕吐

呕吐是指食物或痰涎等由胃中上逆，自口而出的病症。多因邪气扰胃、情志失调、脾胃虚弱致胃失和降，胃气上逆而发为本病。

重点手法：在常规手法套路基础上，进行如下操作。

温法：因风寒外袭者多采用温法，将砭具加热后放在胃脘部做温法，10～15分钟，以患者腹部有热感为宜。每日 1 次。

点刺法：因肝气犯胃、暑湿犯胃、饮食停滞等实证者多采用点刺法，选取中脘、下脘、内关、足三里、期门、肝俞等穴，患者取仰卧位，点刺诸穴 10～15 分钟。

点揉法：因脾胃虚弱所致者，选取脾俞、中脘、关元、气海、足三里等穴，患者取仰卧位，点揉诸穴。

擦法：患者取仰卧位，用砭具在腹部沿脾经、胃经、肾经、肝经做擦法 10～15 分钟。

刮法：患者取俯卧位，用砭具在背部膀胱经处做刮法，以皮肤出痧为度。

擦法：患者取仰卧位，用砭具环绕脐周做擦法。

三、泄泻

泄泻是指大便次数增多，粪便溏薄，或完谷不化，甚至泻出如水样的病症。多因感受外邪、饮食所伤、七情不合、脏腑虚弱等致脾胃功能失常，脾虚不运，水谷不化，湿浊内生而发为本病。

重点手法：在常规手法套路基础上，进行如下操作。

温感法：因寒湿所致者多采用温法，将砭具加热后放在胃脘部做温法，10～15 分钟，以患者腹部有热感为宜。

点刺法：因湿热、肝气乘脾等实证者多采用点刺法，选取脾俞、阳陵泉、中脘、下脘、内关、足三里、期门、肝俞、太溪等穴，患者取仰卧位，点刺诸穴 10～15 分钟。

点揉法：因脾胃虚弱所致者，选取脾俞、中脘、关元、气海、足三里等穴，患者取仰卧位，点揉诸穴 15 分钟。

刮法：患者取俯卧位，用砭具在下背部、腰骶部做刮法。

擦法：患者取仰卧位，用砭具在腹部做逆时针擦法。

第九章 肺系病证

第一节 肺病总论

一、人体中的肺

在人体系统中，有作为功能性系统的肺系统，包括脾藏及作为其功能单位的功能性子系统，也有作为实体性结构的肺，即西医学体系内的解剖脏器，本书将之称为“肺器”。讨论肺病有必要先澄清人体系统中这些“肺”的概念及彼此之间的关系。

1. 作为功能性系统的肺藏系统 肺藏直接代指人生命过程——“生、长、化、收、藏”中“收”这一阶段的功能性结构，是将长夏的能量转化为的物质进行收敛、分类与从下部处理的过程和阶段。《素问·四气调神大论》记载：

“秋三月，此谓容平，天气以急，地气以明，早卧早起，与鸡俱兴，使志安宁，以缓秋刑，收敛神气，使秋气平，无外其志，使肺气清，此秋气之应，养收之道也。逆之则伤肺，冬为飧泄，奉藏者少。”

此段经文中的“肺”指的就是“肺藏”，它对应于四气中的“秋气”，即“秋三月”，其基本含义为“收敛”，即物质的去芜存菁这一过程，也代指负责人体物质的分类与处理这一功能的功能性系统。本章讲的肺系病症，主要指的是肺藏所代指的人体生命过程“去芜存菁”收敛阶段发生紊乱所造成的病症。

《素问·六节藏象论》记载：

“肺者，气之本，魄之处也，其华在毛，其充在皮，为阳中之太阴，通于秋气。”

此段经文讲肝“通于秋气”，即是暗示此处所言之肺乃是肺藏，肺藏这一功能性系统的功能状态主要反映于“毛”，其功能在五体的主要体现为“皮”，在味的主要体现是“辛”，在颜色的主要体现是“白”，对应情志为“悲”，对应时令为“秋”。

肺藏象征着人体“生长化收藏”的生命过程中“收”这一阶段，直接对应于五行中的金行，它是对人体系统中所有具有“金”属性的系统的总括，其功能体现于应于相关自然环境的周身各处，即其相关要素有自然界的五色之白、五味之辛、五化之收、五方之西、五季之秋、五气之燥、五声之商；还有人体自身的手太阴肺脏、手阳明大肠腑、五体之皮、五官之鼻、五华之毛、五志之悲、五液之涕、五声之哭。还包括与之同气的足太阴脾脏、足阳明胃腑。

肺藏在脏腑、经络层面的子系统主要包括手太阴肺脏、手阳明大肠腑、足阳明胃腑、足太阴脾及其所属经络，脾藏与体窍志液时之间的联系是它的子系统共同作用的结果，不仅仅涉及足太阴脾脏这一个功能子系统，临床在见到患者出现手太阴肺脏、手阳明大肠腑、足阳明胃腑、足太阴脾脏及其所属经络，以及肺藏所主的体窍志液时的症状，或是患者在肺所主的时令发病，应意识到这些病症皆属于肺藏功能的异常。在本章所讲述的肺藏系统中，手太阴肺脏是关键功能子系统，它在肺藏功能的运行上发挥着较其他肺藏子系统而言更为关键的作用，调整手太阴肺脏可以带动整个脾藏大系统的恢复，所以在本章肺系疾病的常规手法套路中所选取的肺脏反映点较多。需要注意的是，肺藏的功能属性为金，脾藏功能属性为土，金为土之子，故在治疗肺系疾病时还要加上对脾脏、胃腑、大肠腑的调整。

手太阴肺脏指的是脏腑系统中的肺，它在人体系统中的系统层次低于肺藏，是肺藏的子系统。肺脏的功能可以用《素问·灵兰秘典论》中的记载来概括，即：

“肺者，相傅之官，治节出焉。”

“傅”即“辅”，相傅即指丞相、宰相之类的官职，能够辅助君主行使职权、治理国家。肺在脏腑中之地位，犹如一国宰辅，总理内外一切事物。其与五脏，除有经脉络属之物质基础外，更在功能上相互协同。肺脏可以将全身物质进行分类整理，将精微物质输送于其他各脏，而糟粕则通过皮肤、水液代谢等途径排出人体，即“肺主治节”。在人体脏腑之中，肺主治节作用主要体现于调节各脏腑之功能，使脏腑各司其职，使人体生命活动有序进行，这一功能是通过肺脏“主气，司呼吸”的功能来实现的。呼吸是人体“去芜存菁”功能的典型体现，是自然界清气与人体内运化产生的废气相交换的过程，肺脏通过调整呼吸，引导人体之气的输布，来实现对各个脏腑的调节。

手太阴肺脏的关键子系统是手太阴肺经，手太阴肺经所传输的信息主要与手太阴肺脏的功能相关，肺经又是十二正经循环的起始段，所以适度调整肺经，恢复肺主治节的功能，可以促进整个经络系统状态的改善。

2. 作为实体性结构的肺器 肺器指解剖学中的肺（Lung）。肺是人体的呼吸器官，位于胸腔，左右各一，覆盖于心之上。肺有分叶，左二右三，共五叶。肺经肺系（指气管、支气管等）与喉、鼻相连，故称喉为肺之门户，鼻为肺之外窍。其生理功能主要有四点：①进行气体交换：肺通过呼吸运动把空气中的氧气输送进入静脉血，然后把静脉血中的二氧化碳经过气体交换以后排出体外。②代谢功能：过滤循环中的有害物质。③防御功能：经呼吸道黏膜的免疫球蛋白及免疫细胞发挥抑制病原微生物的作用，呼吸道黏膜上的腺体分泌黏液，可以吸附灰尘及病原微生物，形成的痰液经过纤毛的不断摆动而排出体外，从而发挥对人体的保护作用。

肺器作为实体解剖器官的功能与作为功能性系统的肺藏和手太阴肺脏的功能具有较高的重合度，作为功能性系统的肺藏与手太阴肺脏，它们的功能可以解读为是对肺器功能的更高层次的概括，而肺器则是作为功能性系统的“肺”在实体层次上的子系统之一。

与肺藏相关的系统层次结构见图 9－1－1 所示。

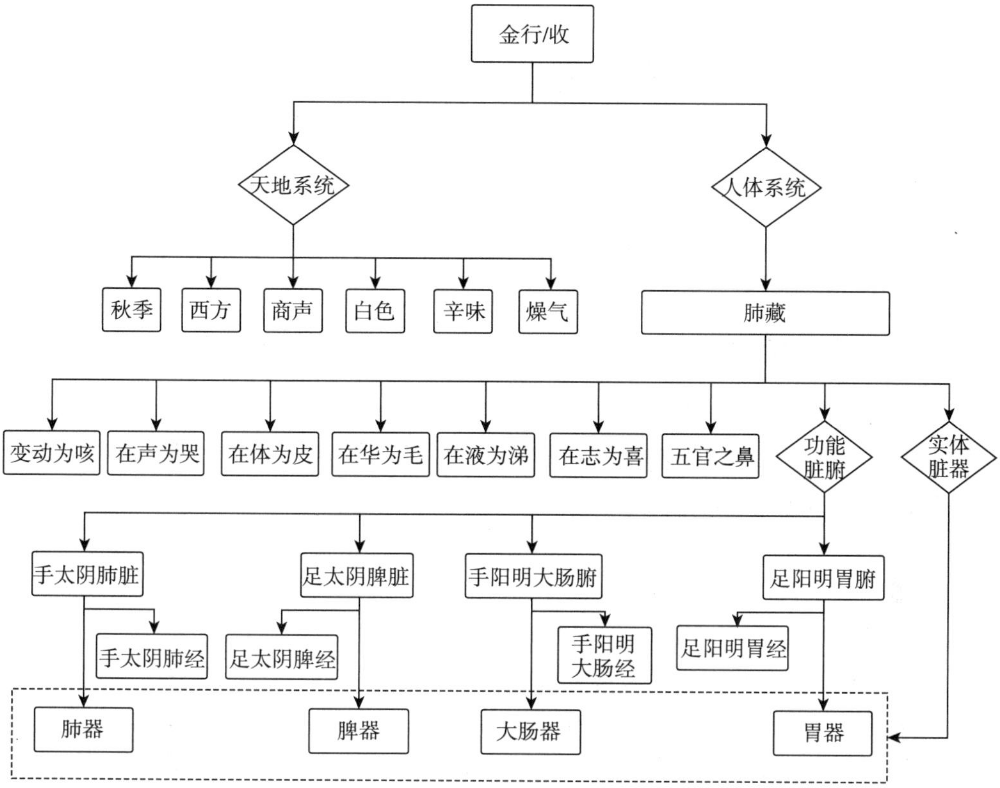

图9－1－1 肺藏系统层次结构示意

二、肺的病理

肺藏的生理状态是促进物质的“去芜存菁”，若该功能异常则属于病理状态，亦包括太过与不及两种情况。太过即是物质的吸收与排泄的速度过快、蓄积的量过多，无论是精微物质还是代谢废物，当其储存的量超过人体正常吸收排泄限度时，易蓄积在局部，影响物质与信息的流通。不及则是物质的吸收与排泄的速度过慢、蓄积的量过少，精微物质的积累不足，不足以营养四肢百骸，影响人体生理活动的正常运行。

肺藏的这种异常会体现在它的功能子系统上，表现为手太阴肺脏宣发肃降失常，手太阴经、手阳明经的瘀堵，全身皮毛的病变。此外，由于肺所代表的“收敛”是物质的“去芜存菁”阶段，因此，该阶段异常极易影响后续精微物质的吸收，产生功能障碍性疾病，如肺痨、肺痿等病症，极易转化为全身功能状态异常。

在诊疗过程中，凡见到肺藏为病的迹象时，便应意识到病机的核心在“肺藏”，论治的重点应放在恢复物质的“去芜存菁”的平衡上。

第二节 基本方案

一、基本治则

在治疗肺病时需要重点恢复肺藏功能，即着重通畅手太阴、少阴、阳明经络，恢复肺藏促进物质“去芜存菁”的基本功能。

二、常规手法套路

1. 刮头部 要点同第六章肝系病证。

注：主要刮督脉，可以轻刮鼻部周围。

2. 刮颈项部 要点同第六章肝系病证。

注：治疗肺系疾病时可以轻微刮擦颈项部前侧面，手足阳明经所在过部位，用力需轻巧。

3. 刮肩部 要点同第六章肝系病证。

注：治疗肺系疾病时，手法范围要加上中府、云门。

4. 刮背部 要点同第六章肝系病证。

注：治疗肺系疾病时要重点刮擦肺俞、大肠俞、胃俞。

5. 拍肘窝 用砭尺持续均匀拍打患者的肘窝，或用砭砧持续均匀叩击患者的肘窝。

（1）作用顺序：一般先左肘振奋肺经阳气，此后的治疗依次变换左右顺序。

（2）作用层次：力量以深透至骨为佳。需视患者局部肌肉厚度和身体反应来调整局部手法的力度。

（3）手法持续时间：手法持续时间一般为6～8分钟，以患者自觉局部发热、手心出汗为佳。

注：拍击部位要偏向手太阴肺经。

6. 拍足三里 技法要点同第六章肝系病证。

按语：上述六步手法除特殊情况外，每次治疗必做。基本套路中的其余手法视患者身体状况酌情使用。

7. 刮前胸部 将砭板刃部以10°～45°角置于患者前胸部，从中府穴处向剑突方向刮擦。先左后右，用力方向从上向下、从前正中线向两侧逐渐移动。

（1）作用顺序：先左后右。

（2）作用层次：力量以深透至骨为佳。需视患者局部肌肉厚度来调整局部手法的力度。

（3）手法持续时间：手法持续时间一般为10～15分钟，以患者自觉胸背部发热、呼吸顺畅为佳。

注：治疗肺系疾病时要重点刮擦膻中穴、胃经穴位（屋翳）和脾经穴位（胸乡、周荣）。

8. 拍腘窝 用砭尺持续均匀拍打患者的侧腘窝，或用砭砧持续均匀叩击患者的一侧腘窝。

（1）作用顺序：拍右腘窝，振奋肾经阳气。与拍左肘窝配合，促进肺肾气机交通。

（2）作用层次：力量以深透至骨为佳。需视患者局部肌肉厚度和身体反应来调整局部手法的力度。

（3）手法持续时间：手法持续时间一般为 6 ~ 8 分钟，以患者自觉局部发热、下肢出汗为佳。

9. 拍脚心 用砭尺持续均匀拍打患者的左侧脚心，或用砭砧持续均匀叩击患者的左侧脚心。可以以涌泉穴为标志点。

（1）作用顺序：与所拍击的肘窝同侧。

（2）作用层次：力量以深透至骨为佳。需视患者局部肌肉厚度和身体反应来调整局部手法的力度。

（3）手法持续时间：手法持续时间一般为 3 ~ 5 分钟，以患者自觉足部发热、下肢汗出为佳。

10. 拍上臂内侧 用砭尺持续均匀拍打患者的上臂内侧，或用砭砧持续均匀叩击患者的右上臂内侧。

（1）作用顺序：一般拍打本次所拍的肘窝的对侧。

（2）作用层次：力量以深透至骨为佳。需视患者局部肌肉厚度和身体反应来调整局部手法的力度。

（3）手法持续时间：手法持续时间一般为 5 ~ 10 分钟，以患者自觉被拍打部位发热、右手汗出为佳。

注：拍击位置要靠近手太阴肺经。

11. 点穴 用砭笔或砭锥点刺患者身上与肺藏相关的反映点，可施以捻转等行针手法，促进得气。

（1）作用层次：视反映点的具体状态，以得气为佳。

（2）常见反映点位置：云门、中府、太渊、肺俞等穴位附近。

（3）手法持续时间：平均每个穴位 10 秒。

12. 摩肺区 以砭砧或砭球在患者肺区施以擦法，其中砭球适宜在背部肺区使用。

（1）作用顺序：由中心向外周。先摩后背部，再摩前胸部。

（2）作用层次：力量以深透为佳，但力度需均匀、柔和。

（3）手法持续时间：手法持续时间一般为 5 ~ 10 分钟，以患者自觉肺区发热放松、呼吸顺畅为佳。

第三节 疾病举例

一、咳嗽

咳嗽是肺系疾患的主要症状之一，总因肺气失于宣降引起，究其起因，不外乎外感与内伤两大类。外感风寒适合温法，外感风热适合泻法，内伤虚证适合补法。虚实夹杂适合补泻兼施法。

重点手法：在常规手法套路基础上，进行如下操作。

温法：适用于外感咳嗽风寒袭肺型。将砭石加热后选择肺经或大肠经顺经脉循行方向进行推刮，在局部可选择肺俞、风门等穴位进行温法，10～15 分钟，每日 1 次，以患者局部有热感为宜。

泻法：适用于外感咳嗽风热犯肺型。于肺经和大肠经逆着经脉循行的方向行泻法以清热，10～15 分钟，以局部有热感为宜，每日 1 次。严重者可以在肺俞、风门、大椎等穴进行刮法，以微微出痧为度。

补法：适用于内伤咳嗽肺气阴不足型。在肺经与大肠经及背俞穴顺经补 10～15 分钟，每日 1 次，严重者可将砭石加温后进行上述操作。

补泻兼施法：适用于内伤咳嗽肝火犯肺型，于肝经行泻法、肺经行补法，每日 1 次。

二、哮喘

哮喘是哮和喘的合称。哮是发作性的痰鸣气喘疾患，以呼吸急促、喉间哮鸣为特点，而喘以呼吸急促，甚至张口抬肩、鼻翼煽动为特征。哮喘具有反复发作的特点，一年四季均可发病，主要分为虚、实两大类。总体来说，本病是因痰饮内伏，阻塞气道，肺气升降不利所致。

重点手法：在常规手法套路基础上，进行如下操作。

温法：适用于哮喘实证寒饮伏肺型。选取列缺、尺泽、合谷、膻中、曲池等穴位，将砭石加热后放于上述穴位以温散寒邪，10～15 分钟，每日 1 次，以患者局部有热感为宜。哮喘虚证用补法。

补法：适用于哮喘虚证。于肺经和胃经顺经刮补，在局部可选取定喘、肺俞、太渊、足三里等穴紧按慢提以辅助治疗，10～15 分钟，每日 1 次。

补泻兼施：适用于哮喘虚实夹杂型，于大肠经行逆经刮泻法，肺经行顺经刮补法，同时应注意补益脾气，于脾经行刮补法，各 10～15 分钟，每日 1 次。

点刺法：患者取仰卧位或俯卧位，用砭具点刺肺俞、定喘、膏肓、肾俞、天突、足三里、关元等穴位，以砭尾点刺诸穴 10～15 分钟，每日 1 次。

刮法：患者取俯卧位，于背后膀胱经及督脉循行处行刮法，以自觉局部发热、症状改善为度。

三、感冒

感冒是以头痛项强、鼻塞流涕、咳嗽喷嚏、恶寒发热等为主症的常见外感疾病。一年四季均可发病，单一冬春季节多见，本病多因一时性正气虚弱，肺卫失调，风、寒、暑、热等外邪乘虚而入所致。风寒感冒用温法、风热感冒用刮泻法。

重点手法：在常规手法套路基础上，进行如下操作。

温法：适用于风寒感冒。加热砭石，在背部顺膀胱经循行方向行温补法，在局部以大椎为中心行温法，10～15 分钟，以局部有热感为宜。

泻法：适用于风热感冒。逆肺经、大肠经进行刮泻法，可于膀胱经行刮法辅助治疗，以局部出痧为宜，每日 1 次。

补泻兼施法：适用于暑湿感冒兼健脾助三焦法。肺、大肠经均采用刮泻法，辅以三焦经、胃经推补法以清暑化湿，10～15 分钟，每日 1 次。

点刺法：患者取仰卧位或俯卧位，用砭尾点刺风府、大椎、肩井、合谷、尺泽、列缺、足三里等穴，10～15 分钟。

第十章 肾系病证

第一节 肾病总论

一、人体中的肾

在人体系统中，有作为功能性系统的肾系统，包括肾藏及作为其功能单位的功能性子系统，也有作为实体性结构的肾，即西医学体系内的解剖脏器，本书将之称为“肾器”。讨论肾病有必要先澄清人体系统中这些“肾”的概念及彼此之间的关系。

1. 作为功能性系统的肾藏系统 肾藏直接代指人生命过程——“生、长、化、收、藏”——中“藏”这一阶段的功能性结构，是将能量以物质的形式进行贮藏的阶段。《素问·四气调神大论》记载：

“冬三月，此谓闭藏。水冰地坼，无扰乎阳，早卧晚起，必待日光，使志若伏若匿，若有私意，若已有得，去寒就温，无泄皮肤，使气亟夺，此冬气之应，养藏之道也。逆之则伤肾，春为痿厥，奉生者少。”

肾与四气中的“冬气”相通应，亦即“冬三月”，基本含义为“闭藏”，即物质能量聚集潜藏的过程。本章讲的肾系病症，主要指的是肾藏所代指的人体生命过程中物质贮藏阶段发生紊乱所造成的病症。

《素问·六节藏象论》记载：

“肾者，主蛰，封藏之本，精之处也；其华在发，其充在骨，为阴中之少阴，通于冬气。”

此段经文讲肾“通于冬气”，即是暗示此处所言之肾乃是肾藏，肾藏这一功能性系统的功能状态主要反映于“发”，其功能在五体的主要体现为“骨”，在味的主要体现是“咸”，在颜色的主要体现是“黑”，对应情志为“恐”，对应时令为“冬”。

肾藏象征着人体“生长化收藏”的生命过程中“藏”这一阶段，直接对应于五行中的水行，它是对人体系统中所有具有“水”属性的系统的总括，其功能体现于对应相关自然环境的周身各处，即其相关要素有自然界的五色之黑、五味之咸、五化之藏、五方之北、五季之冬、五气之寒、五声之羽；还有人体自身的足少阴肾脏、足太阳膀胱腑、五体之骨、五官之耳及二阴、五华之发、五志之恐、五液之唾、五声之呻。还包括与之同气的手少阴心脏、手太阳小肠腑。

肾藏在脏腑、经络层面的子系统主要包括足少阴肾脏、足太阳膀胱及其所属经络，肾藏与体窍志液时时之间的联系是它的子系统共同作用的结果，不仅仅涉及足少阴肾脏这一个功能子系统，还包括足太阳膀胱腑、手少阴心脏、手太阳小肠腑。临床在见到患者出现足少阴肾脏、足太阳膀胱及其所属经络，以及肾藏所主的体窍志液时的症状，或是患者在肾所主的时令发病，应意识到这些病症皆属于肾藏功能的异常。在本章所讲述的肾藏系统中，足少阴肾是关键功能子系统，它在肾藏功能的运行上发挥着较其他肾藏子系统更为关键的作用，调整足少阴肾脏可以带动整个肾藏大系统的恢复，所以在本章肾系疾病的常规手法套路中所选取的肾脏反映点较多。需要注意的是，肾系疾病极容易影响心器的功能，因此在治疗肾系疾病时不能忽略对心藏的调整。

足少阴肾脏指的是脏腑系统中的肾，它在人体系统中的系统层次低于肾藏，是肾藏的子系统。肾脏的功能可以用《素问・灵兰秘典论》中的记载来概括，即：

"肾者，作强之官，伎巧出焉。"

足少阴肾脏主藏精，又封藏先天之水、火，人体生命活动的根本动力由足少阴肾脏所封藏，故称肾为"作强之官"，"伎巧"指高超、精妙的技艺，或者说"功能"，王冰注释云："造化形容，故云伎巧。"人体系统中的一切高级系统功能的发挥都有赖于肾中所藏之精的支持，因此说"伎巧"出于肾。生殖繁衍是生命系统极其重要的功能，故生殖又归肾所管，肾又主纳气，此为肾封藏功能的又一典型体现。此外，肾还主水，主管水液代谢，又被称为水脏。水液的输布和排泄是一个十分复杂的生理过程，肾对于水液代谢的主司和调节作用，主要体现在以下两方面：肾的气化作用对全身津液代谢的促进作用；肾升清降浊，其清者重新输布周身，其浊者下注膀胱，化成尿液，排出体外。肾的关键子系统是足少阴肾经，足少阴肾经主要负责与足少阴肾脏功能相关的信息的传递，因此，在调理肾系疾病时，足少阴肾经是重点的调理区域。

2. 作为实体性结构的肾器　肾器指解剖学中的肾脏（kidney，nephridium），为成对的扁豆状器官，红褐色，位于腹膜后脊柱两旁浅窝中。《素问・脉要精微论》指出："腰为肾之府，转摇不能，肾将惫矣。"说明肾脏与腰部关系密切。《灵枢・背俞》明确记载："肾俞在十四椎之旁，皆夹脊相去三寸所，按其处，应在中而痛解，乃其俞也。"这与西医解剖学中"肾位于脊柱的两侧，左肾上极平第十一胸椎下极，平第二腰椎，右肾上极平第十二胸椎下极，平第三腰椎"的位置相似。西医学研究证实肾器有如下两大类功能：①肾器的基本功能是生成尿液，借以清除体内代谢产物及某些废物、毒物，同时经重吸收功能保留水分及其他有用物质，如葡萄糖、蛋白质、氨基酸、钠离子、钾离子、碳酸氢钠等，以调节水、电解质平衡及维护酸碱平衡。②肾脏还有内分泌功能，生成肾素、促红细胞生成素、活性维生素 D_3、前列腺素、激肽等，又为机体部分内分泌激素的降解场所和肾外激素的靶器官。中医"肾器"与西医学中肾脏有相融性联系，但中医"肾"的外延还涉及生理病理许多方面，这些功能包括了泌尿、内分泌与生殖等多系统的功能，远远超出了现代解剖学肾脏的概念。因此，肾器乃是肾藏在实体结构层面的子系统之一。

与肾藏相关的系统层次结构见图 10－1－1 所示。

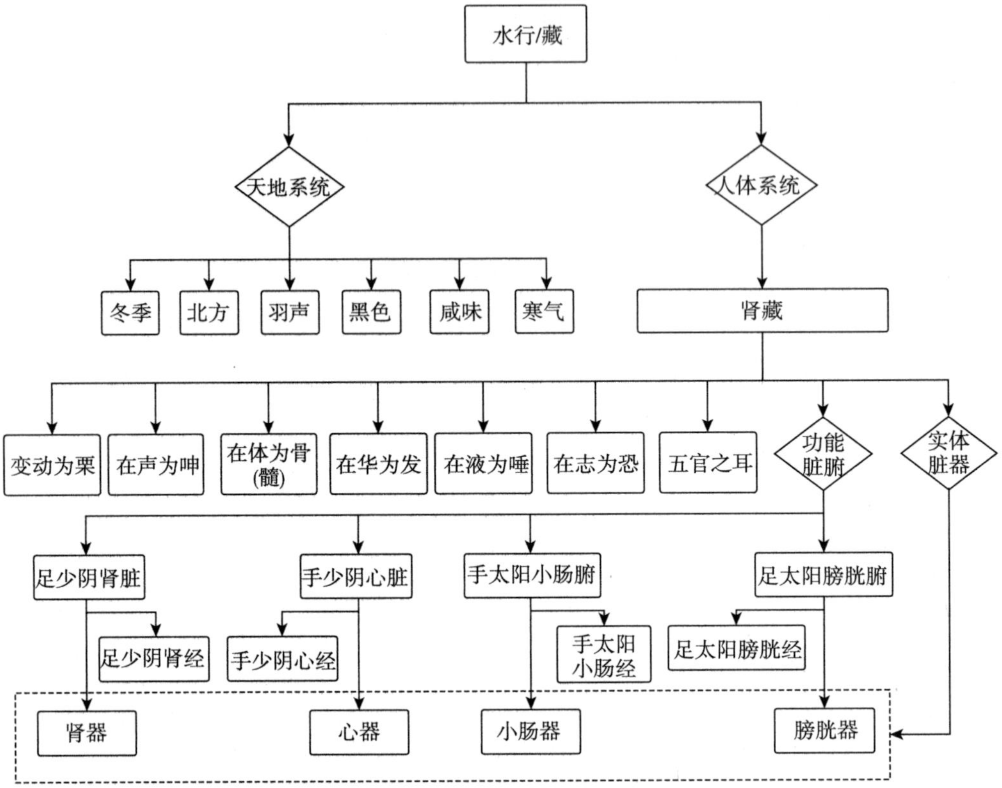

图 10－1－1　肾藏系统层次结构示意

二、肾的病理

肾藏的生理状态是精华物质可以正常封藏，在必要时用以支持人体高级功能活动。若该功能异常则属于病理状态，则可以出现太过与不及两种异常情况。太过即是精华物质封藏过度，无法适时供应人体功能活动的需求，一般表现为肾寒，亦即六经辨证体系中一系列少阴寒化证；不及即是精华物质封藏不足，精气外泄，一般表现为肾阴虚有虚火，或是六经辨证中的少阴热化证。无论是封藏太过还是封藏不及，都会导致肾中精华物质的亏虚，前者是因肾寒重导致新的精华物质无法正常的封藏，后者则是封藏不利导致肾中精华物质损失过快。具体的临床症状，多表现在人体系统的高级功能上，体现为“心藏”功能的减弱，如失眠、烦躁、健忘等，还有肾藏本藏的功能失调，如阳痿、不孕不育、遗尿、失禁等等。调整肾系疾病，一方面要调整人体系统封藏功能的发挥强度，令之无太过与不及，具体来讲是以交通心肾为大法，要重视刺激心脏与肾脏的反映区；另一方面是要重视脾藏功能的恢复，之所以要重视脾藏功能的恢复，有两点原因：一是因为，人体系统的精华物质通过脾藏运化才从外环境加工并摄入人体；二是因为，心火与肾水依靠中土之气才能交通，所以在调整肾系疾病时也要关注强壮脾胃，刺激脾胃反映区。

第二节　基本方案

一、基本治则

在治疗肾系病证时除了要遵守砭石疗法的治疗总原则外，重点是恢复肾藏功能，即着重通畅足少阴肾经、足太阳膀胱经；还要重视心肾交通，适当刺激心脏反映区，即疏通心经；最后，还要注意疏通阳明胃经，以促进外环境中水谷精微之气的吸收。

二、常规手法套路

1. 刮头部　技法要点同第六章肝系病证。

注：《素问·六节脏象论》云："肾者，精之处也。"又谓："肾藏精，精生髓通于脑。"故《管子·水池》以"肾生脑"概之。脑由肾中先天之精所化生，又转化为髓而充于脑，可见肾与脑、髓之间具有密不可分的关系。因此肾系疾病患者在刮头部时，治疗时间可以适度延长。病位较深者，可酌情施以拍击类手法，严重者可以用尺拍法，但是需要施术者手法纯熟才可以使用。

2. 刮颈项部　技法要点同第六章肝系病证。但要注意主要刮手足太阳经所过部位，即后项部中线两边的膀胱经所过部位。

3. 刮肩部　技法要点同第六章肝系病证。但要注意主要刮手足太阳所过部位。

注：肩井穴亦是肾系疾病的重要反映点，刺激肩井穴可以激发肾脏所藏之精化气，提振肾脏之气。因此要区分肾藏病变的虚实之别，若肾本脏大虚，则不宜过度刺激肩井，若是肾脏精气不亏，只是精难以化气，则需要重点刺激肩井，必要时可以直接使用尺拍法。

4. 刮背部　技法要点同第六章肝系病证。但要注意主要刮足太阳经所过部位。

注：肾俞、脾俞以及肾区为治疗重点区域。

5. 拍肘内下侧　要点同第七章心系病证。

注：交通心肾是砭石疗法的重要治疗原则，治疗肾系疾病时不能忽略对心藏系统的调整，因此需要先疏导少阴心经，同气相求，可以调节足少阴肾脏，治疗强度可以较调整心系疾病时有所减轻。第一次治疗拍左侧，以后的治疗中左右依次交替。

6. 拍足三里　技法要点同第六章肝系病证。

按语：上述六步手法除特殊情况外，每次治疗必做。基本套路中的其余手法视患者身体状况酌情使用。

7. 拍右腘窝　技法要点同第六章肝系病证。

注：主要拍后腘窝内侧肾经所过部位和腘窝后外侧足太阳经所过部位，第一次治疗拍右侧，以后的治疗中左右依次交替。

8. 拍左脚心　技法要点同第六章肝系病证。但要注意主要拍涌泉穴，振奋肾经气。

9. 拍侧大腿足阳明胃经循行处　用砭尺持续均匀拍打患者大腿阳明经的反映点

（第一次治疗拍左侧，以后的治疗中左右依次交替）；或用砭砧持续均匀叩击患者大腿阳明经的反映点。一般以伏兔穴为重点。

（1）作用层次：力量以深透至骨为佳。需视患者局部肌肉厚度和身体反应来调整局部手法的力度。

（2）手法持续时间：手法持续时间一般为 5 ~ 10 分钟，以患者自觉被拍打部位发热、脚心汗出为佳。

注：肾脏所藏之精有赖于后天水谷之精的补充，水谷之精的吸收依赖胃家功能的发挥，因此治疗肾系疾病不能忽略恢复胃家功能，需要注意通畅胃经，且心肾交通有赖胃气枢转，调理足阳明胃经亦有交通心肾的作用。

10. 点穴 用砭笔或砭锥点刺患者身上与肾相关的反映点，可施以捻转等行针手法，促进得气。

（1）作用层次：视反映点的具体状态，以得气为佳。

（2）常见反映点位置：涌泉、然谷、太溪、大钟、照海、复溜、阴谷、灵墟、神藏穴位附近。

（3）手法持续时间：平均每个穴位 10 秒。

11. 摩肾区 以砭砧或砭球在患者肾区（肾经皮部）施以擦法，其中砭球只能在背部肾区（肾脏投影在背部体表表面的位置，主要是指第 12 肋和脊柱的交角区域）使用。

（1）作用顺序：由中心向外周。先摩后背部，再摩胸腹，最后下肢内侧部。

（2）作用层次：力量以深透为佳，但力度需均匀、柔和。

（3）手法持续时间：手法持续时间一般为 5 ~ 10 分钟，以患者自觉肾区发热放松为佳。

第三节 疾病举例

一、水肿

肾性水肿是指由各种原发性或继发性肾脏疾病引起的水肿，以晨起眼睑、颜面水肿首发，继而发展至足踝、下肢，甚至波及全身为特点。基本病机是肾不得正常封存津液，致使水液渗溢机体而为病。基本治则是提振肾气，激发胃气，促进水液的去芜存菁与封藏。

重点手法：在常规手法套路基础上，进行如下操作。

温感法：将砭具加热后放在肾区部做温感法，10 ~ 15 分钟，以患者腰背部有热感为宜。适用于肾封藏功能太过，精不能化气的证候。

拔法：选取肾俞、三阴交、足三里、曲池等穴位，见热盛者用泻法，寒盛者用补法。

点揉法：因肾气虚弱所致者，选取涌泉、太溪、照海、复溜、气穴等穴，患者取仰卧位，以砭尾点揉诸穴 15 分钟。

二、淋证

淋证是以小便频数，淋漓不尽，尿道涩痛，小腹拘急引痛为主要症状的病证。

先天禀赋不足和后天受邪日久、房劳、劳役耗损太过，皆可引起肾虚。肾气本虚而继受外邪侵袭，膀胱气化功能失司，热克膀胱，而引发“肾虚膀胱热”的淋证。病机以“肾虚为本，膀胱积热为标”。

重点手法：在常规手法套路基础上，进行如下操作。

刮法：患者取俯卧位，用砭具在背部膀胱经和下肢内侧肾经处做刮法，以皮肤出痧为度。

擦法：患者取俯卧位，用砭具环肾区做擦法，每日 1 次。

点刺法：膀胱积热，多采用点刺法，选取主穴京门、肾俞、阳陵泉、阴陵泉、关元、三阴交，血尿重者配以血海、太冲；发热配以曲池、大椎。患者取仰卧位，以砭尾点刺诸穴 10 ~ 15 分钟，每日 1 次。

点揉法：因肾气虚弱所致者，选取关元、中极、阴陵泉、三阴交等穴位，患者取仰卧位，以砭尾点揉诸穴 15 分钟，每日 1 次。

三、遗精

遗精指不因性生活而遗泄精液的一类疾病。有梦而遗的，名为梦遗；不因梦交或见色而精自滑出者，名为滑精。其病因主要是各种原因引起的精关不固。治疗以打通肾区经脉，恢复肾脏封藏功能为主要治则。

重点手法：在常规手法套路基础上，进行如下操作。

点刺法：表现为心肾不交者多采用点刺法。取手少阴经穴，选取神门、心俞等穴位，用泻法；足少阴经穴，选取太溪、志室等穴位，用补法。以交通心肾，固精止遗。患者取仰卧位，以砭尾点刺诸穴 10 ~ 15 分钟，每日 1 次。

点揉法：表现为肾虚失藏者多采用点揉法。取足太阳、足太阴及任脉经穴为主。选取肾俞、志室、命门、关元、三阴交等穴，患者取仰卧位，以砭尾点揉诸穴 15 分钟，每日 1 次。

第十一章　肢节皮肤病证

五藏可以概括人体生命活动的全过程，读者通过对本书前几章的学习，应可以在面对任何内科疾病时都能有入手治疗的思路。五藏的系统层次较高，肢节皮肤的系统层次较低，为避免读者在人体较低层次系统的调理上缺乏思路，本书特意将肢节皮肤病证单列一章来论述。

第一节　肢节皮肤病总论

一、肢节皮肤系统概述

肢节是人体部位名，指人的四肢与关节，本书以此代指人体周身之骨节，包括骨骼本身，以及连络骨骼的筋肉系统，此两者分别属于肾藏系统、肝藏系统与脾脏系统，因此，肢节为病常常涉及肾、肝、脾三藏的病变。

《淮南子·天文训》中有记载：

"天有四时以制十二月，人亦有四肢以使十二节；天有十二月以制三百六十日，人亦有十二肢以使三百六十节。"

此段经文阐释了人体肢节与自然界事物对应的关系，意为天有四季以控制十二月，人也有四主脉以支配十二经脉。天有十二月以控制三百六十日，人也有十二经脉以控制三百六十小经络。

经筋是十二经脉的附属部分，是十二经脉之气"结、聚、散、络"于筋肉、关节的体系。经筋具有联络四肢百骸、主司关节运动的作用。明·张介宾提出：

"十二经脉之外而复有经筋者，何也？盖经脉营行表里，故出入脏腑，以次相传；经筋联缀百骸，故维络周身，各有定位。虽经筋所盛之处，则唯四肢溪谷之间为最，以筋会于节也。筋属木，其华在爪，故十二经筋皆起于四肢指爪之间，而后盛于辅骨，结于肘腕，系于关节，联于肌肉，上于颈项，终于头面，此人身经筋之大略也。"

经筋是庞大的软组织结构平衡体，是人体最大的器官，是一个大系统。经筋内贮藏经络功能性结构，其硬件支撑是神经、血管、淋巴等实体结构系统（经筋系统内部是一个大循环，由多系活性的、协控的微循环系统所组合成的大系统。与骨骼系统、脏腑器官等形成人体有机活性态整体巨系统结构），其功能运作良好，身体就能保持健康。

皮肤指皮部，又称十二皮部，是十二经脉功能活动反映于体表的部位，是十二经络之气散布的体表区域，即全身体表皮肤按十二经脉分布划分的十二个部位。经脉、经别、络脉、经筋，大体上都是分手足三阴三阳。在体表的皮肤也是按经络来分区，故称十二皮部。

皮部为包裹人体的最外层，有保护机体、抵御外邪侵袭的作用。此外，还有分泌汗液、调节人体温度以适应四时气候变化的作用。皮部是十二经脉之气散布的部位，与机体内脏腑构成整体的联系。因此，除外伤以外的皮部异常，往往直接反映其所在部位循行的经络的异常，表明人体内在脏腑出现了病变，而皮肤受损也可能会损及经络，最后伤及脏腑。

二、肢节皮肤病的病理

肢节皮肤病的病因按照三因学说划分为内因、外因和不内外因。《金匮要略·脏腑经络先后病脉证第一》有云："千般疢难，不越三条：一者经络受邪入脏腑，为内所因也；二者四肢九窍，血脉相传，壅塞不通，为外皮肤所中也；三者房室金刃虫兽所伤。"

1. 外因 外感六淫邪气和疫毒是导致人体肢节皮肤发生病变的主要外因。六淫之中，以风、寒、湿三种淫邪最为常见。

风为百病之长，善行而数变，发病迅速，轻则筋肉麻痛，重则痉挛抽搐。风性游走不定，且易夹其他邪气，因此临床上常见复杂的病证。《仙授理伤续断秘方》有云："伤后中风，手足痿痹，不能举动，筋骨乖张，挛缩不伸。"

寒为阴邪，易伤阳气，其性凝滞，主收引挛缩，易阻碍气血运行而致痛证。《素问·举痛论》有云："寒气客于脉外则脉寒，脉寒则缩蜷，缩蜷则脉绌急，绌急则外引小络，故卒然而痛。"

湿性重着黏滞，其致病往往病程缠绵，经久难愈。湿邪侵袭人体致病，往往与风、寒两种邪气相掺合，合而发病。《素问·痹论》有云："风寒湿三气杂至，合而为痹也。其风气胜者为行痹，寒气胜者为痛痹，湿气胜者为着痹也。"

2. 内因 七情六欲不调是导致人体肢节皮肤发生病变的主要内因。《素问·血气形态》有云："形乐志乐，病生于内……形苦志乐，病生于筋……外中于寒，内伤于忧怒，气上逆则六输不通，温气不行，凝血蕴里而不散，津液涩渗著而不去，也会发筋痹。"由此可见，情志的异常会导致人体病理产物堆积，从而导致肢节皮肤发生病变。

3. 不内外因 外界暴力所致经筋损伤是导致人体肢节皮肤发生病变的主要不内外因。如挫伤、扭伤、虫兽咬伤等，病理表现局部瘀血肿胀，重则肌肉、肌腱、韧带撕裂粘连，特别是常见的扭伤是微动关节旋转、牵拉、不协调的肌肉收缩等致使关节囊及附着的肌腱、肌膜？肌肉等引起撕裂，移位甚至造成关节脱位或错缝等。

第二节 基本方案

一、基本治则

砭石疗法治疗一切适应病症时，皆强调恢复人体正常质－能转化过程，打通人体信息交通网络，促进机体内外质－能循环。

治疗肢节皮肤疾病首先要打通经络，畅达气血。其次要重视对病因的辨识，认清病变属于内伤还是外伤。前者需要重视人体整体气化功能的调理，后者则可以只重视局部气血的疏通，不过多调整整体气化亦可有较好疗效。

二、常规手法套路

外伤所导致的肢节、皮肤损伤（如粉碎性骨折、皮肤大面积割伤）的发病初期不在砭石疗法适应证范围内，砭石疗法多适用于外伤型肢节皮肤病的恢复期、后遗症期，以及内伤型的肢节皮肤病。按照症状的发作程度，可以再将砭石疗法适宜治疗的肢节皮肤病划分出急性期（症状爆发时期）和慢性期（症状隐匿、缓解或稳定时期），急性期以严重的疼痛、瘙痒等为主要表现，而慢性期以长期尚可耐受的疼痛、瘙痒等不适感，以及不适感间歇性爆发（进入急性期）为主要表现，在治疗时需要加以适当区分，针对不同的情况实施治疗。

1. 急性期 肢节病的急性期主要表现为关节极度疼痛、活动不利等症状，皮肤病的急性期主要表现为皮肤的急性红肿、瘙痒、疼痛等症状，两个系统疾病急性期的共同特点是症状剧烈，难以忍受，此时的治疗重点是畅达局部的气机，令身体局部气血运行顺畅。

常用手法如下。

（1）拍法：沿发病病灶所在经络的循行路线寻找反映点，施以拍法，以强制疏通经络。治疗时需注意避开病灶处。

（2）刺法：用砭锥或砭笔点刺病灶周围，清泄郁结的病气。不可直接点刺病灶本身。

注：各种腰痛痛皆需要治疗两腘窝，各种肩痛皆需要治疗两肘窝。

2. 慢性期 慢性期时患者的症状较为稳定，除了可以用较轻力度，使用急性期的治疗手法进行治疗外，还需要重视对患者整体气机的调理，即按照患者五藏功能的偏盛状态进行适度调整。具体手法详见“五藏病症”各章节。

第三节　疾病举例

一、痛风关节痛

痛风是一种常见且复杂的关节病，以突发的关节部严重疼痛、水肿、红肿为主要表现。疼痛感从爆发到消失可持续几天或几周。当疼痛发作时，患者可在熟睡中疼醒。患者的疼痛感可类似于火烧。最常发病的关节是大脚趾，此外还常见于手指关节、腕关节、肘关节及膝关节等。发病的关节常伴有活动受限，影响日常生活。该病常因风寒湿三气杂至而生痹邪后，郁久化火所致，病灶部位的病性常较为复杂，属肝藏为病。

重点手法：在常规手法套路基础上，进行如下操作。

1. 用肝藏基础手法调理整体气机 详见第六章。

2. 拍反映带 适用于近躯干部关节的疼痛，即肘、膝以上关节，通过疏通病灶所在经络的循行路线的下游来疏通关节部郁滞的病邪。

二、牛皮癣

银屑病俗称牛皮癣，是一种慢性炎症性皮肤病，病程较长，有易复发倾向，有的病例几乎终生不愈。临床表现以皮肤的红斑、鳞屑为主，全身均可发病，以头皮、四肢伸侧较为常见，多在冬季加重。此病亦属肝藏为病，致周身能量物质疏泄失常。

重点手法：在常规手法套路基础上，进行如下操作。

1. 用肝藏基础手法调理整体气机 详见第六章。

2. 擦病灶区域 以砭砧或砭球摩擦皮疹部位。

3. 拍反映带 沿经过皮疹的经络的循行路线寻找反映带，以拍法将之疏通，通畅经络气血。一般先取病灶所在经络的下游，再治疗经络的上游。

三、腰椎间盘突出症

由于长期久坐，或不当姿势，导致背部和腰部筋肉挛缩，产生致痛物质，刺激腰背部神经末梢，传递给大脑产生疼痛感知，日久累及腰椎骨骼，腰椎间盘发生萎缩性变，加之外伤或慢性劳损等原因使椎间盘的纤维环破裂，髓核突出，进一步压迫神经根或脊髓，引起腰腿痛或坐骨神经痛加重，称为腰椎间盘突出症，此为西医病名，属于脾藏之体“肉”、肝藏之体“筋”与肾藏之体“骨”的病变，脾和肝发生病变久病及肾，说明已经产生较重的病变，因此该病的核心病机在于肝、脾、肾藏的失常。

重点手法：在常规手法套路基础上，进行如下操作。

1. 斟酌选用脾藏、肾藏、肝藏基础手法调理整体气机 详见第六章。

2. 擦病灶区域 以砭砧或砭球摩擦腰部疼痛部位。

3. 拍腘窝 以砭尺拍双侧腘窝，清理腰部（肾区）痹邪。

注：腰为肾之府，转摇不能，肾将惫矣。然肾之邪沉于两腘，故腰背部疼痛取双侧腘窝进行拍打。

4. 点刺反映点 以砭锥或砭笔点刺环跳、腰眼、承山、昆仑、飞扬穴。

附录1 砭　经

孙真人传砭记

余俗姓孙，浙东孙氏，本为孙真人思邈之后，世藏家谱有真人像，道服白发，左针龙右砭虎，实传针砭之秘。及余游峨嵋，见有雄黄洞，为真人证道处。凡药王庙皆奉真人，众传其灵迹，辄啧啧称之不置也。

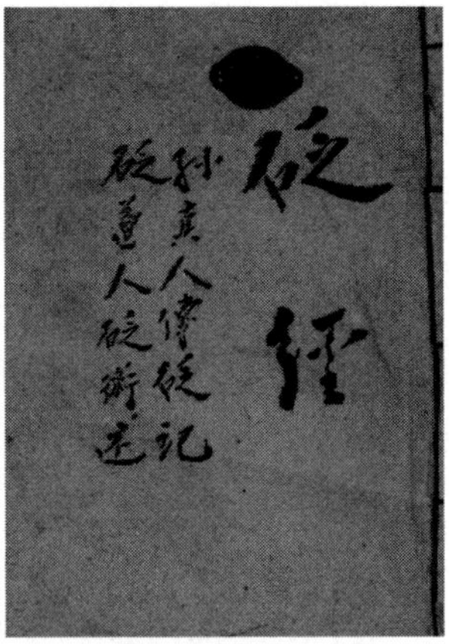

今春余访砭道人于沽上，互谈异闻。道人谓其先人少游蜀，患瘰疬濒危，遇一孙叟，道服白发，似六十许人，以石球摩治而愈，殆砭术也，屈指至今近百年矣。去岁亦遇一孙叟，道服白发，似六十许人，自称曾在蜀为先人治病，初疑未敢信，姑叩以砭术，则答砭非针也，后世误砭为针，而砭术遂绝，乃详论针砭之异，并口授砭术，原原本本，闻所未闻，别后思之，诚异人也。余闻而耸然，惊曰："噫！道人殆遇孙真人矣，姓同貌同，又独传砭术，非真人而何？必遇仙矣。"道人闻之为怃然者，累曰自恨遇仙而交臂失之。于是追述所闻，为砭术述。凡论砭之本、砭之体、砭之形、砭之用、砭之诀、砭之效，以及主治要略，并附符咒，莫不一一述之于篇。余观其书，虽寥寥仅十数页，不能尽详，而独得砭之秘，使其术失而复传，亦足以救世活人而有余矣。真人之对于道人，岂无意乎？

余本真人后也，爰不揣鄙陋，为笔记之如此。至欲求其术、问其秘，则请观砭道人所自述，不复赘。

时在癸酉仲春之月

韬光居士记于沽上客次

砭术述略

砭术失传久矣。砭石治病，非针非灸，世每以砭为针，误亦久矣。

《素问·异法方宜论》："其病痈疡，治宜砭石。"未言针也。

《史记》扁鹊传："疾在血脉，针石所及。"针砭并举，亦未言砭即针也。而《秦策》扁鹊投石注谓："石砭所以砭弹人臃肿。"明言砭弹，尤足为非针之证。及后人注

《素问》，谓："砭石如玉，可以为针。"又有世无佳石，故以针代之说，遂并针砭为一事，而砭术绝矣。

夫针穴逾寸，刺不伤络，石针焉能利用此？必不合理之事。而数千年习非成是，无人起而正之，砭之失传宜哉！今述砭术，明其法，正其误，使世人一览了然，人人可习以治病，知砭之正用，非针非灸，不必刺体灼肤之痛，而其病立除。《左传》有言："美疢不如恶石，夫石犹生我。"砭之术，庶几复传于今矣！试分述如下。

甲述砭之本：

一曰天，炼石补阙，取法于天。

二曰地，水火木土，因地之利。

三曰人，神而明之，存乎其人。

砭虽小道，其用甚大，救世活人，百病皆治。凡施术者，当法天时，因地利、存人和，合天地人为一体，而以至诚出之，自无不效，诚则灵也。

乙述砭之体：

一曰石，石取其坚而攻之。

二曰玉，玉取其润以温之。

三曰药，药取其灵以和之。

砭之体，玉石兼用，而以药力补其不足。药别有方，以中和之品为主，虔诚秘制，有百益而无一损，幸勿疑也。

丙述砭之形：

一曰圆，似球非球，取象于天，其用在圆。

二曰平，似权非权，取象于地，其用在平。

三曰直，似针非针，取象于人，其用在直。

砭之形，不出三者。无论玉石以旧为宜，用逾久者效愈神。上古用石，各有其器，三代尤多美玉，访而求之，不难获也。

丁述砭之用：

一曰水，水者温石于汤，以保其热也。

二曰火，火者煨石于灰，以传其热也。

三曰心，心者藏石于身，以养其热也。

砭之用，首在于热，人生则热，死则冷。病每起于冷热不调，砭术一以热救之，起死回生。热之为用火矣哉。偶有奇症，宜用冷砭，则在例外。

戊述砭之诀：

一曰点，点非针也，点其中而不必刺其体。

二曰熨，熨似灸也，熨其外而不必灼其肤。

三曰摩，摩即按也，摩其周而不必振其骨。

砭之诀，唯在乎动。气血不和，则疾痛起。点也、熨也、摩也，皆动之机也。以砭行之，手到而病自去，疾痛乃若失焉，岂不神乎其技哉！

己述砭之效：

一曰符，先画符以镇其气，符见后。

二曰咒，次诵咒以肃其神，咒见后。

三曰方，再配方以取其效，方见后。

述砭之效，而举符咒，非迷信也，非神秘也，新法所谓精神治疗也。盖天人一体，感应之每有不可思议，至诚如神，不吾欺也。

庚述符：

一曰龙虎符，云龙风虎。

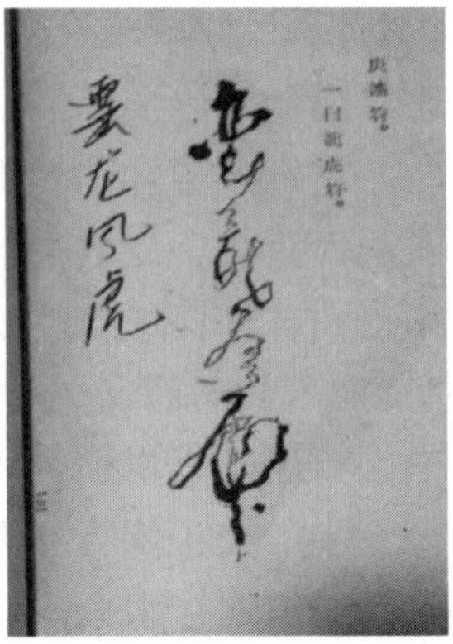

辛述咒：

一曰砭砭咒。

石石石，砭砭砭，正手正心先正咒，千变万变我不变，一心一意祖师面。

日昍（xuān）晶㽗（liú）安天下，月明朤（liáo）朤（lǎng）定太平。

元始本无医，传代亿万年。

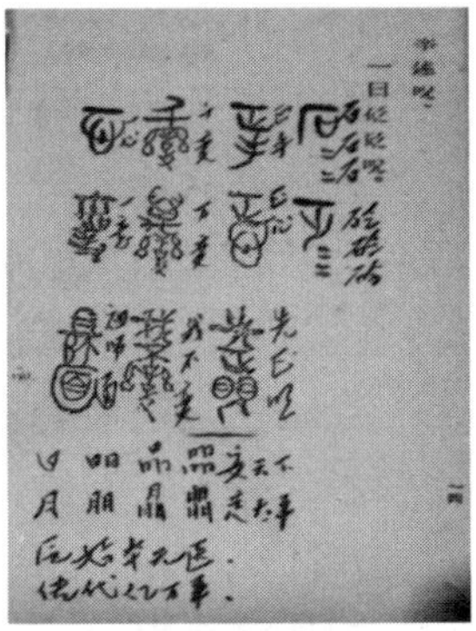

壬述方：

一曰雄黄丹。

方有药，十余味，以雄黄为主，故曰雄黄丹。照方配制各研细末，或为大丸如球，或为大锭如杵。临用蒸熟，套以绸囊，对正穴道，或点之、或熨之、或摩之，代行砭术，务期热气透入。过热则提随起随落，勿使伤肤，热退再热，再砭，以三为度。轻者一日，重者七日，立可见效，即沉疴久病，假以时日，亦莫不能愈焉。

癸述主治要略：

一曰认症。治病必先认症别，有主治，各病详表，认明病症的酌量轻重，然后行砭。

二曰取穴。病症既明，应取何穴。别有图表，按表对图，审慎行砭，毋稍疏忽。

三曰应急。按穴行砭，此为正治。若有痈肿、跌损等病，各砭患处，亦收急效。

四曰求救。砭治之主，唯动与热，必使热力直达病灶，透脉彻络，周流舒畅，始收砭治之效。

五曰从宜。砭时宜佳日，宜静室，宜安体，宜注意，砭后宜暂憩，宜忘病，宜护躬，宜绝欲。

六曰切忌。忌冒风，忌劳力，忌暴怒，忌纵情。不洁者不治，不信者不治，不诚者不治。

按上述砭术，实遇异人口授，兹仅记其大略，惜不能详也。至砭术尚有可引证者，如《史记》扁鹊传："镵石挢引按玩，毒熨索隐。"镵石谓石针，此固误矣，而挢引谓为按摩之法，按玩亦谓玩弄身体使调，则与所述砭诀三曰摩正合；又毒熨，谓毒病之处以药熨贴，及后言五分之熨，谓熨之令暖气入五分，尤与砭诀二曰熨合。又《后汉书》：“针石运乎手爪。”注谓砭法，右手象天，左手象地，弹而出之，搔而下之，此言运手爪也，与所述曰点曰摩皆合，而象天象地二语更与所述砭之本及形及效可互发明。又《仓公传》：“教以经脉高下及奇络结当，论俞所居及气当上下，出邪逆顺，以宜镵石。”定砭灸处则与《癸》篇所述砭治主要若合符节矣。至《唐书》孙思邈传：“导以药石，救以砭剂。”与效用各篇而述尤合。

又案，砭术失传固久，而砭字亦多传误。《说文》：“以石刺病曰砭，从石，乏声，方验切。”反正为乏，房法切，二音不合，唯丏字，弥兖切，音近方验，篆文乏、丏相似，或者误耶！

然砭之从乏，则无误也，乏训反正，正为一止，反止为帀。殷注：帀谓凡物顺逆往复，则周徧与砭弹、砭拂之义正合。砭之字义定，而砭之术亦待言，而自明矣。

然则昨所遇之异人果如韬光居士所言，为孙真人乎？呜呼，异已！

砭道人述

跋采药老人

砭道人既遇异人，授以砭术，乃为述略如前篇，提纲挈领，传数千年之绝学，而复发明其精义，其有功德于医学者至大，扁鹊之后一人而已，实足与《内经》并传，故即题之曰《砭经》，不为僭也。

道人非医者也，少以科学，历官中外，并拜大臣之命，道德文章为世宗仰，久经世变，避地海滨，不意晚乃获道，得此仁术，救世救人。兴绝继灭，岂非天乎？同人力促出而行道，先为刊布此册，以代作介。

今之病者众矣，疾痛呼号，延颈待命，如大旱之望云霓。道人，仁者，后来其苏，知必不忍坐视而不为援手也。

附录2 常见痧象图谱

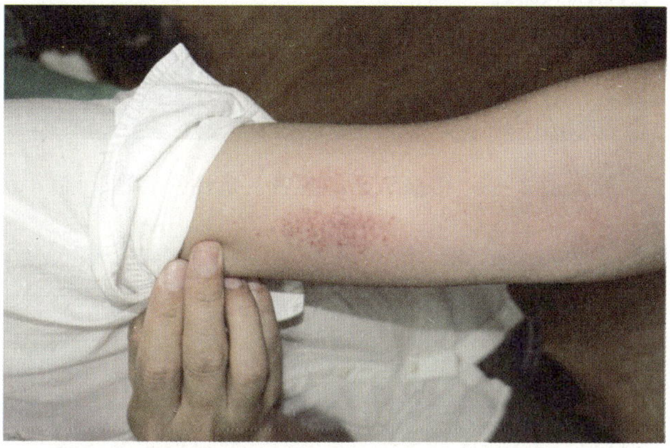

附录图2-1　痧象浮于天部，病性为风、气、火

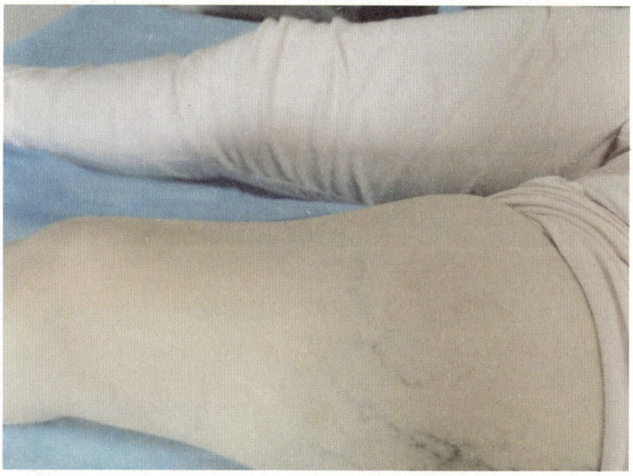

附录图2-2　痧象透于人部，病性为湿与瘀

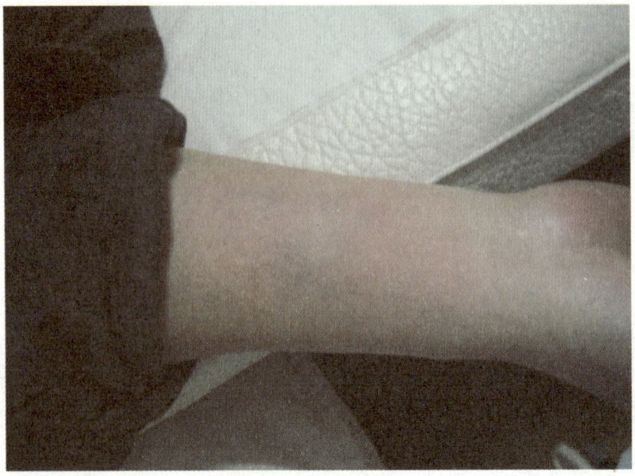

附录图 2 -3　瘀象沉于地部者，病性常为寒、痰

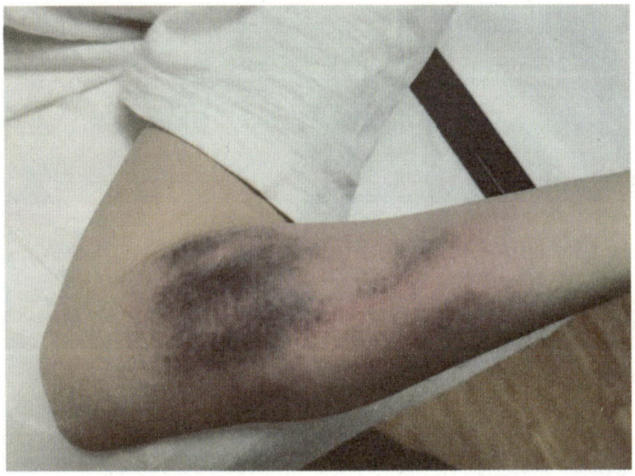

附录图 2 -4　瘀象色黑紫成片，为多种病邪夹杂、经络痹阻严重

附录图 2 -5　瘀象颜色为清淡的粉红色，表示身体健康

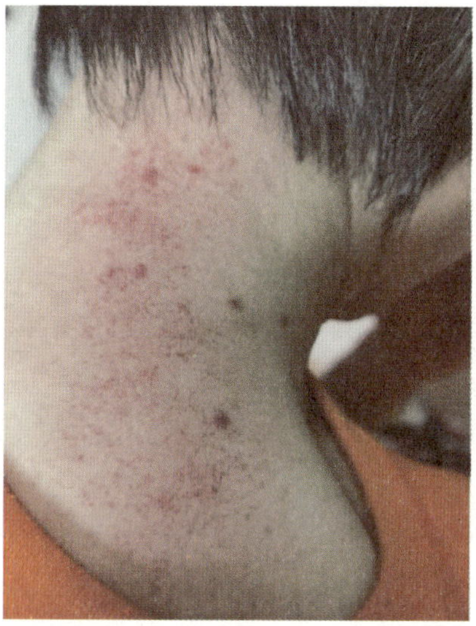

附录图2-6 痧象颜色为红色，一般属火邪，出痧部位皮肤毛孔常会张开

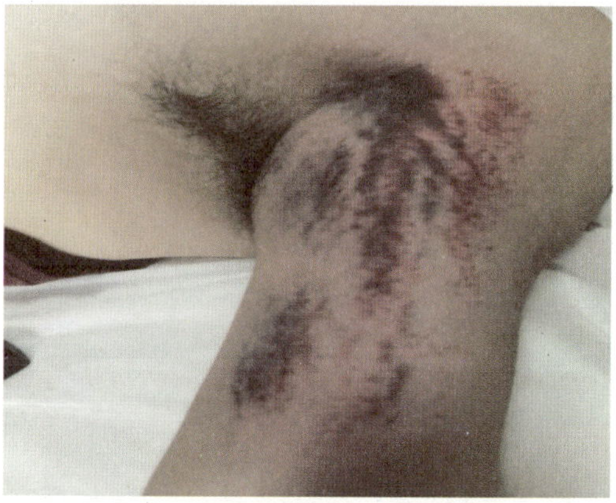

附录图2-7 痧象红色深沉，晦黯似黑，提示有长期郁热，兼有瘀血

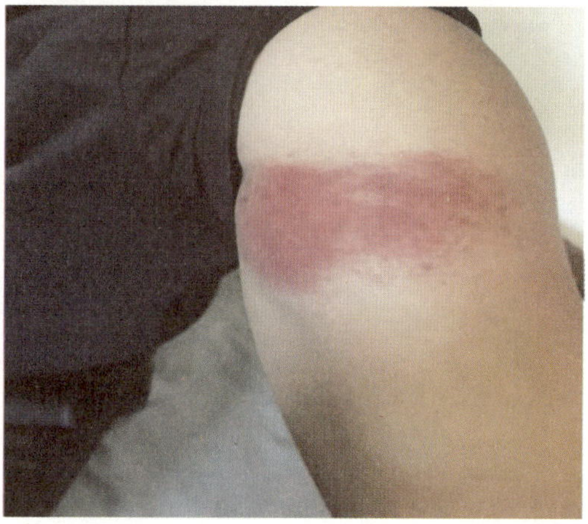

附录图2-8 痧象红色浮于体表，出痧部显得胀大散漫，按之无凹陷者，为气火夹杂

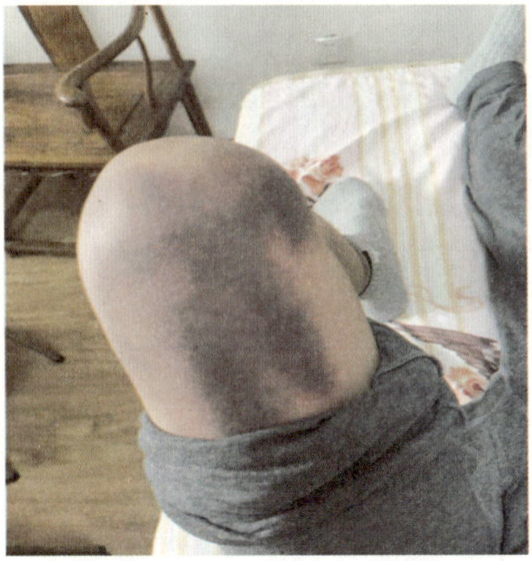

附录图 2－9　痧象颜色为黑色，一般为寒邪，部分出痧部位毛孔亦会张开

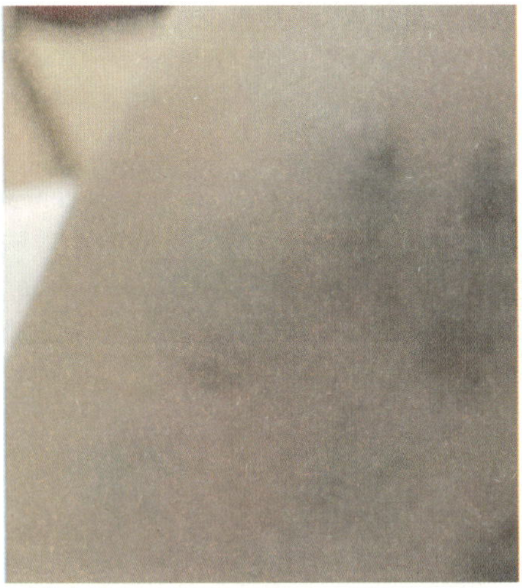

附录图 2－10　痧象颜色为青色，一般为寒邪和风气夹杂

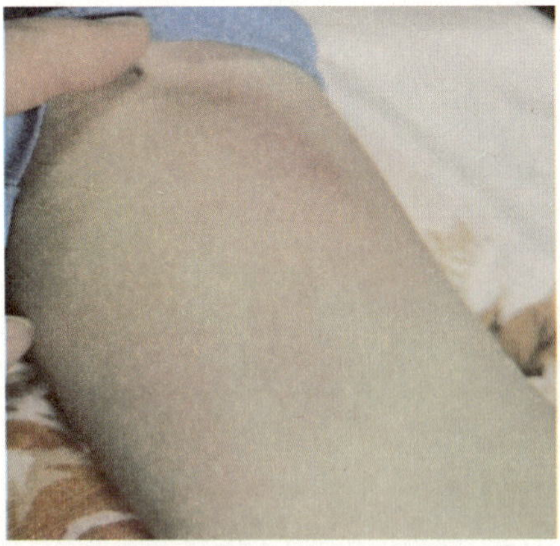

附录图 2－11　痧象颜色为黄色，多为痰、湿、饮邪

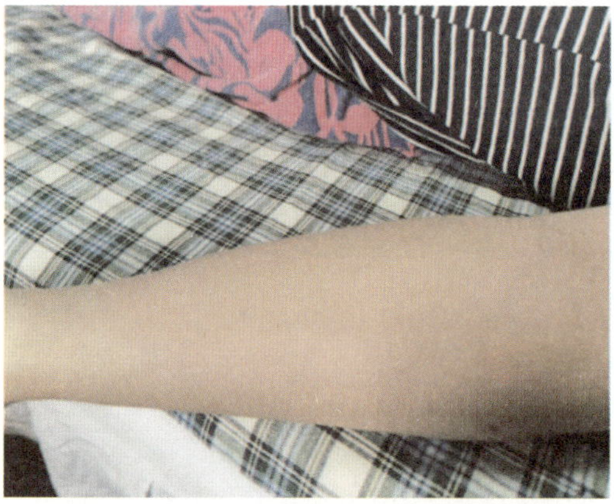

附录图 2-12 痧象类白色，一般为痰气阻滞

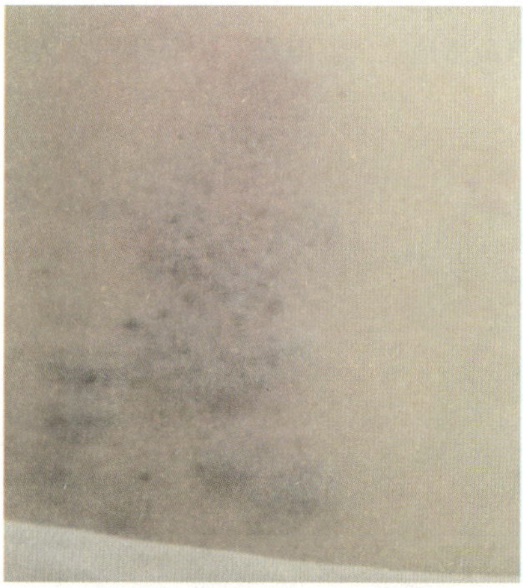

附录图 2-13 出痧时见毛孔张开，多为邪气宣发之象

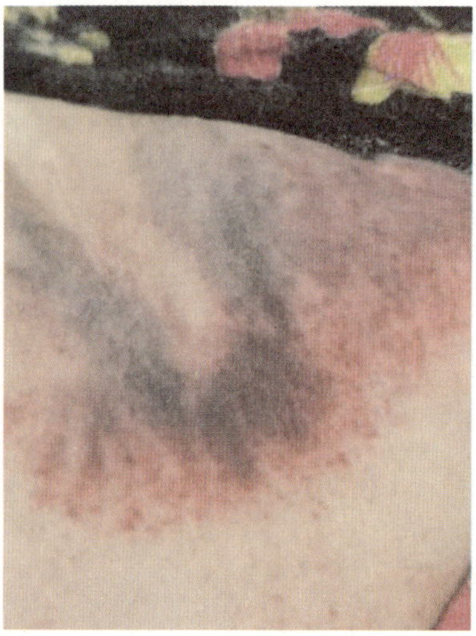

附录图 2-14 出痧部位质地凝聚，紫红黑夹杂，为寒瘀热等多种病邪夹杂

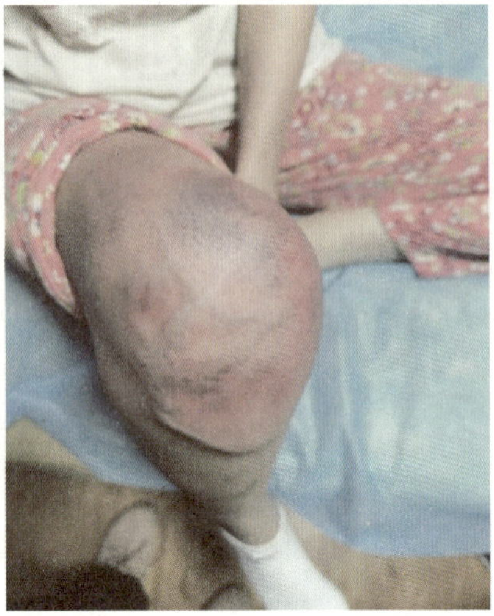

附录图 2-15　痧象质地散大、浮胀，病邪性质多为风气、火热、水湿

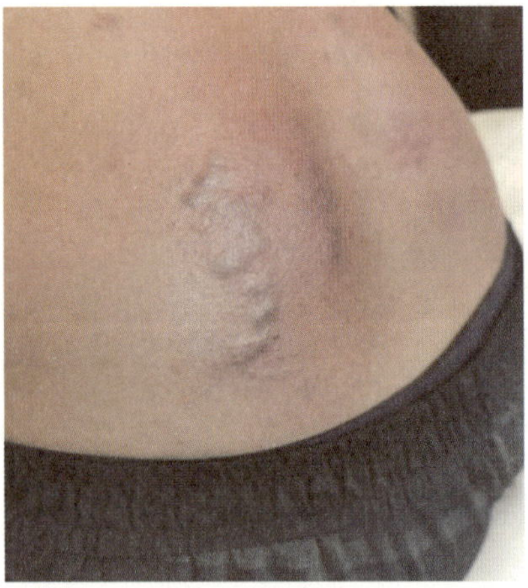

附录图 2-16　出痧时若见透出包块的区域层次较分明，浮现于体表，提示病轻，在皮表

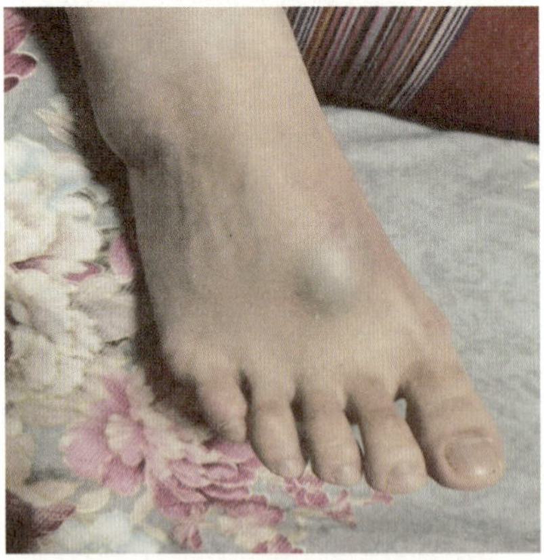

附录图 2-17　出痧时若见透出包块组织粘连紧实，难以分离，提示病重，病在筋肉

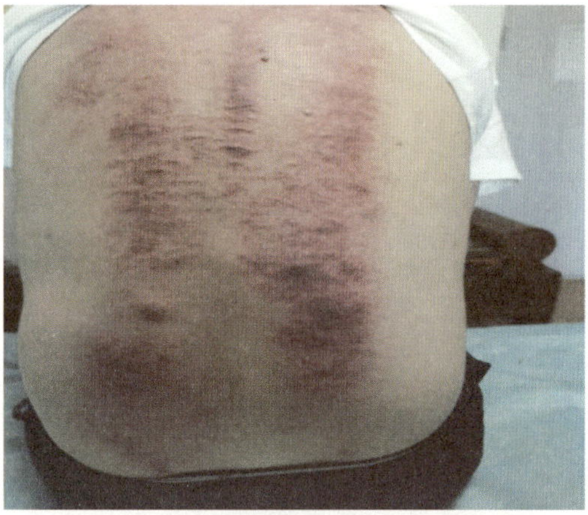

附录图 2 – 18 出痧时若见痧包包块分布零散，不相连贯，提示瘀堵较轻

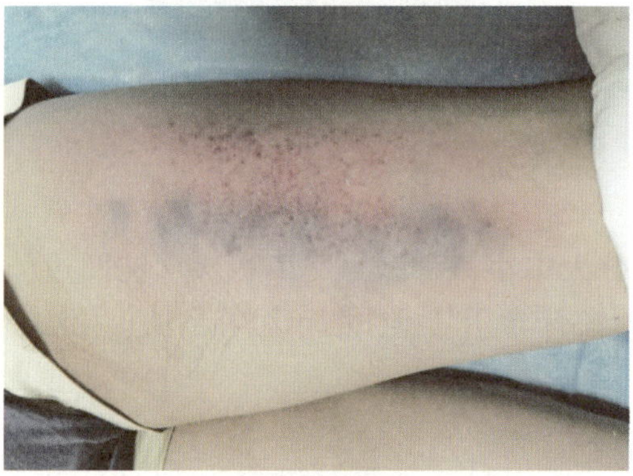

附录图 2 – 19 出痧时若见痧包包块连贯、紧实且覆盖范围广，提示瘀堵极深、极重

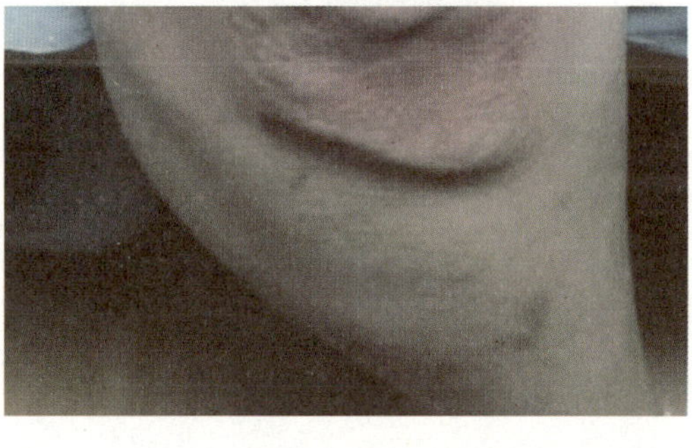

附录图 2 – 20 出痧时若见横络表示瘀堵横贯多条经脉

附录3 常用砭具图谱

砭石梳子

用砭石制作成的梳子，主要用于头部刮法。

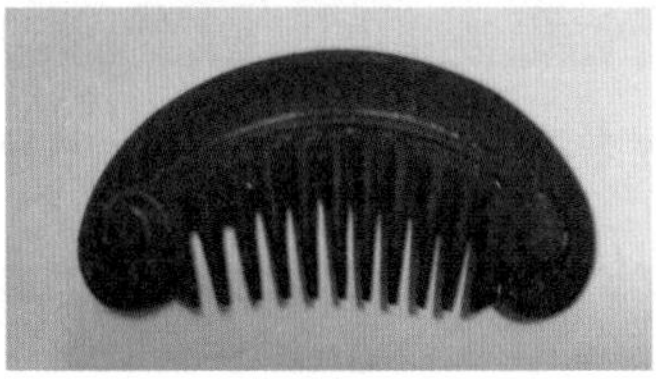

砭石梳子

附录图 3－1

多功能砭石刮板

多功能砭石刮板可分大中小三种型号，由板头、钝凹边、弓背、钝尾、钝尾、尖尾、尾中凹几部分组成。临床常用其操作的手法有刮法、拍法、拔法、擦法、刺法、划法、叩法。

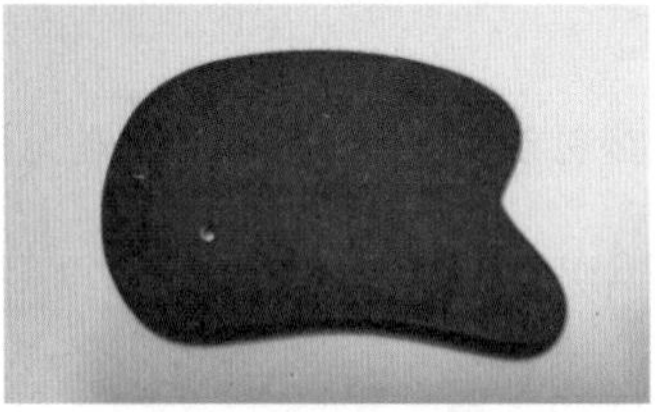

多功能砭石刮板

附录图 3－2

砭砧

砭砧，因形似砧板而得名，外形为长方体，共有六个面，八个钝角，八个棱角。临床常用其操作的手法有擦法、温法、凉法、叩法。手法要轻缓而柔和，力要均匀，不可速度过快和用力过猛。

附录图 3－3

砭尺

砭尺，因形似尺而得名。临床常用其操作的手法有拍法、刮法、刺法、划法。有些质地较好的砭尺亦可以用来使用闻法及挝法。

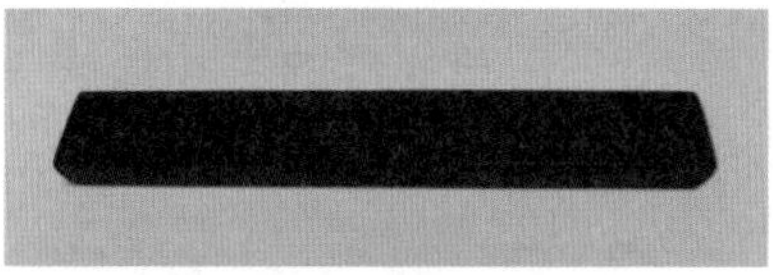

附录图 3－4

砭棒

砭棒是圆柱状的砭石。临床常用其操作的手法有压法、擦法、叩法、划法和滚法。两手同时握住砭棒两端亦可起到泻心火的效果。

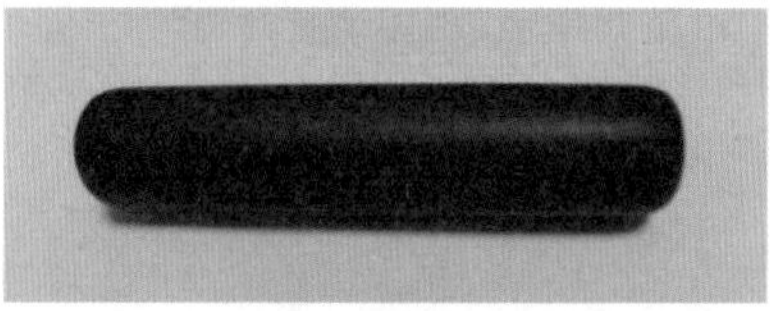

附录图 3－5

砭球

砭球为球形的砭具。临床常用其操作的手法有感法、压法、滚法、擦法、叩法、振法、拔法、温法、凉法。

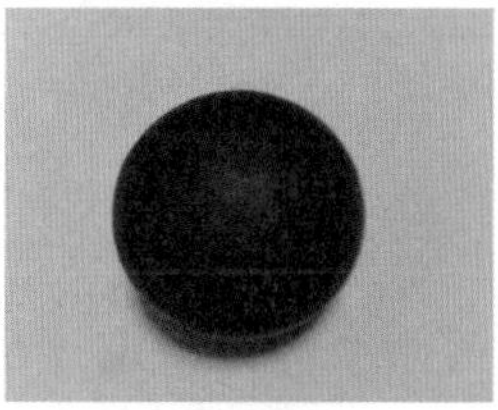

附录图 3－6

砭锥

砭锥是一种外形为锥状的砭具。临床常用其操作的手法有感法、刮法、压法、刺法、叩法、振法、擦法、揉法、划法。

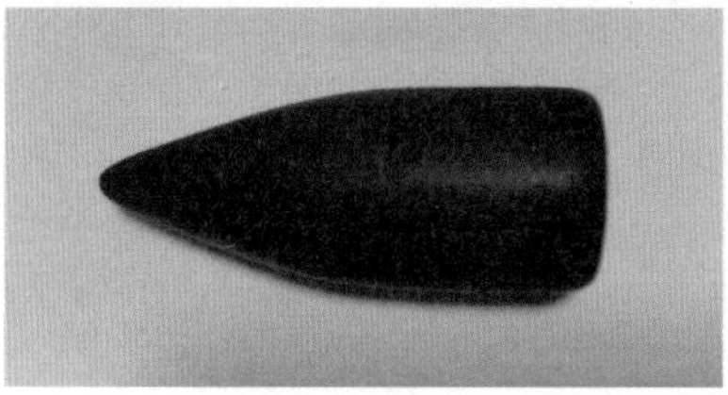

附录图 3－7

砭笔

砭笔是一种笔形砭具，其结构上分为椭球形笔顶、圆柱形笔杆、锥形笔头和珠形笔尖四个部分。笔顶用于面部的按、压和擦法；笔杆用于面部一般部位的刮和擦法；笔头用于面部内凹部位的刮和擦法；笔尖用于面部的点和划法。临床常用其操作的手法有压法、擦法、刮法、擦法、点法和划法。

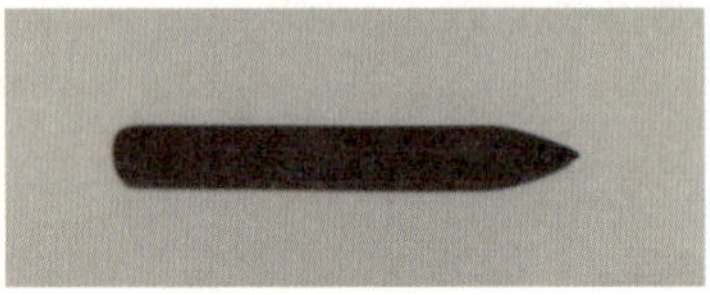

附录图 3－8

砭磬

砭磬是用大体积的天然砭石所制成的乐器，古称“泗滨浮磬”。常用其操作的手法有感法、闻法和挝法。

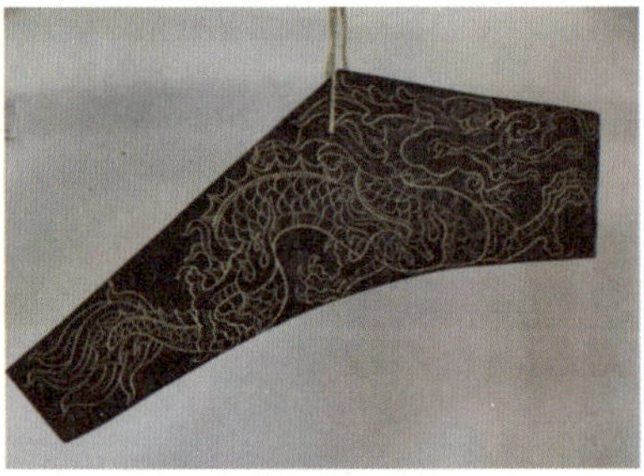

附录图 3－9

砭石床

砭石床由是 10cm×10cm 的正方形砭石拼成的床板，下面是一整块电加热板。砭石床多用来使用感法，适用于自我保健和治疗后的修养。体质过于虚弱，不耐受任何主动刺激的患者，亦可以通过躺在加热到适当温度的砭石床并听磬声来进行调养。

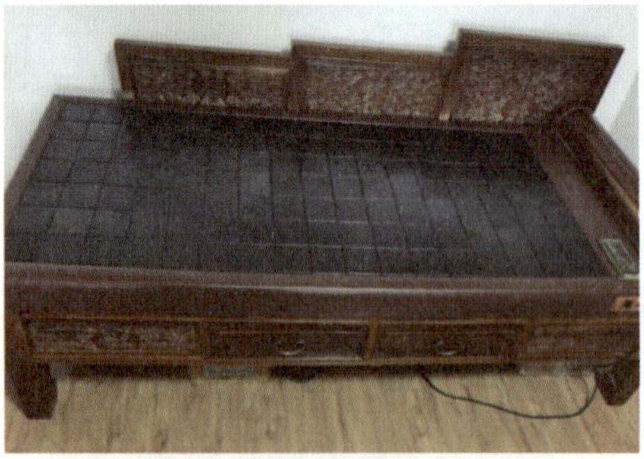

砭石床

附录图 3－10

砭石鹿角椎

砭石鹿角椎呈“T”字形，形似鹿角，分锥部与双侧头部。鹿角椎的锥头部较砭锥和砭笔更为圆滑，呈圆形，可以操作点法、拨法、拔法。双侧头部可用于面部、足部、耳部等小区域的刮法的使用。

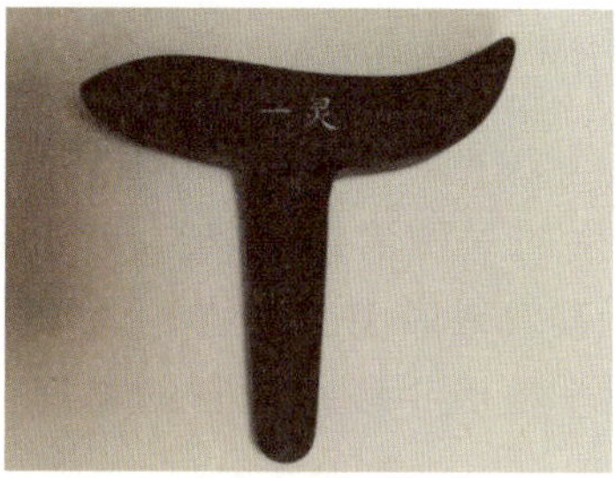

附录图3-11

附录4 砭石理化性质数据

“砭石”是新石器时代产生的一种治疗工具，包含了各种石器，其中以“泗滨浮石”为原料的“泗滨砭石”保健效果最佳，这是由“泗滨砭石”的理化性质决定的。

1993 年以来，科学家用科学检测手段对砭石的物理化学性质进行了全面分析，揭开了砭石治疗的神秘面纱。

一、主要成分

天然砭石的主要成分是一种被称为“微晶灰岩”的矿物质，其中含量最多的是锶、氧化钙，其次是氧化硅、氧化钠等，还有铝、铁、镁、磷等多种元素，微量元素及稀土元素含量丰富，同时部分砭石中含有铜、铁等金属物质，致使砭石会呈现灰黑色以外的红、黄、绿等颜色。为了解其应用于中医治疗的安全性，科学家对它进行了全面的科学检测。

1. 微量元素及稀土元素检测 依据中国地矿部山东中心实验室初验，中国科学院地质研究所复验分析，砭石中含有铬、锰、镍、铜、钇等超过 36 种对人体有益的微量元素及稀土元素，如下表。

附录表 4-1 砭石微量元素及含量

元素	铬 Cr	锰 Mn	钴 Co	镍 Ni	铜 Cu	锌 Zn	铷 Rb	锶 Sr
含量（ppm）	16.01	262.25	2.1075	15.081	10.12	10.359	4.9942	285.75
元素	锆 Zr	铌 Nb	锡 Sn	铯 Cs	铪 Hf	钽 Ta	铅 Pb	钍 Th
含量（ppm）	6.3908	0.84687	0.39983	0.09863	0.09067	0.19771	7.1681	1.0401

附录表 4-2 砭石含有的稀土元素及含量

元素	钇 Y	镧 La	铈 Ce	镨 Pr	钕 Nd	钐 Sm	铕 Eu	钆 Gd
含量（ppm）	5.774	9.3194	18.829	2.1072	7.0019	1.3303	0.32779	1.3703
元素	铽 Tb	镝 Dy	钬 Ho	铒 Er	铥 Tm	镱 Yb	镥 Lu	
含量（ppm）	0.16241	1.1056	0.17237	0.4167	0.04433	0.44123	0.0763	

2. 放射性检测 砭石放射性物质含量极微，对人体无放射性损害，安全可靠。根据国家药品监督管理局《医疗器械分类规则》（第 15 号）规定，砭具属于中医器械 I 类产品，放射性物质铀（U）和钍（Th）的数值均低于地壳中铀和钍的平均含量，铀低于

3μg/g，钍低于8μg/g。核工业地质分析测试中心对泗滨浮石的放射性物质检测结果如下。

附录表4－3　泗滨砭石的铀、钍含量

成分	铀 U	钍 Th
含量（μg/g）	1.14	2.6

3. 可溶性重金属检测　2012年国家建筑材料测试中心检测显示：未检测出砭石中含有可溶性重金属（铅 Pb、铬 Cr、镉 Cd、汞 Hg），即重金属含量 <0.1mg/kg，说明对人体有害物质极低，无损伤性作用。

4. 细胞毒性、致敏及皮肤刺激　2010年国家食品药品监督管理局济南医疗器械质量监督检验中心对泗滨砭石样品进行了细胞毒性、致敏性及皮肤刺激性的检测，检测结果为：符合要求。

二、砭石的物理特性

1. 超声波脉冲特性　摩擦或敲击砭石可以发出丰富的超声波脉冲，这种能量可作用于人体并循经而行，产生生物物理效应，近些年的国内外研究发现，适量超声波作用于人体可以产生疏通经络、改善微循环、缓解肌肉痉挛、减轻神经性疼痛、抑制癌细胞增长和改变人体内的代谢环境等作用。

砭石发出的超声波脉冲是否丰富是判断砭石优劣的因素之一。国家地震局物理研究所对泗滨浮石砭具的超声波特征检测发现，摩擦砭具可产生20 000～2 000 000Hz的超声波脉冲，脉冲频率远远高于木鱼石、牛角等其他类产品，是中医养生和治疗器械材料的上品，如下表所示。

附录表4－4　各类板状石材工具刮擦人体一次的平均超声波脉冲事件次数

材料	平均超声波脉冲事件次数	频率范围（kHz）
泗滨砭石（泗滨浮石）	3708	20～2000
木鱼石	2480	20～1000
羊脂石	2249	20～1000
青玉	1938	20～800
绿玉	1834	20～800
黄玉	1820	20～800
双色玉	1740	20～700
岫岩玉	1720	20～700
青纹石	1715	20～600
棕石	1680	20～600
昌平花岗岩	1375	20～500

续 表

材料	平均超声波脉冲事件次数	频率范围（kHz）
济南辉长岩石	1287	20～500
房山大理石	688	20～400
水牛角	353	20～200

2. 远红外特质 砭石具有独特的能量场，作用于人体皮肤可以产生极远红外辐射，根据2011年国家红外及工业电热产品质量监督检验中心检测，泗滨砭石的远红外线法向全发射率为0.86，远红外辐射波长可达5～20μm。2002年中国中医研究院针灸研究所经过测试证明，人体佩戴泗滨砭石帽可增加快甲襞微循环的血流速度20%以上。砭石能从热源中吸取热量，并将这些热量以远红外的形式向人体辐射，可以加速分子运动，增加细胞的活性，起到改善局部的血液循环、降低肌张力、缓解肌痉挛的作用。砭石吸收热能的热源还可以是人体本身，例如人体有热毒时，泗滨砭石可以吸收人体的热毒，将其热能转化为对人体有益的远红外辐射。

3. 微晶石结构特点 泗滨浮石的主要矿物成分为方解微晶石，晶体粒度小于0.03mm，晶粒大大小于细晶岩类和粉晶炎类而达到微晶的尺度，这使泗滨浮石摩擦人体时会使人感到非常舒服。也因为此结构，敲击泗滨浮石可以发出类似金属的声音。微晶结构特点是泗滨浮石成为优质磬材和砭具的重要原因。

4. 富氧离子特性 经国家红外及工业电热产品质量监督检验中心检测：泗滨砭石粉的负离子浓度可达5210（个/cm^3），相当于一个街心公园的负氧离子浓度。

附录5 常用穴位

头 部

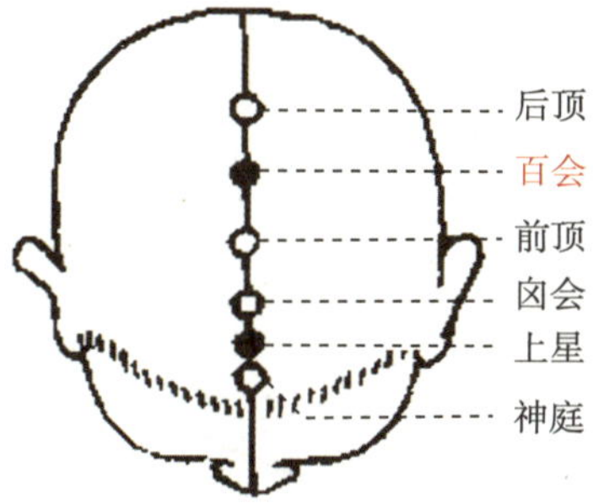

附录图5－1　百会位于头顶正中线与两耳尖联线的交点处

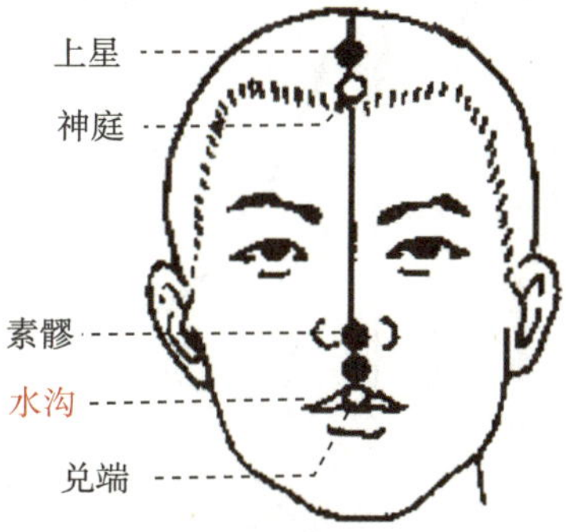

录图5－2　水沟（又名人中）位于面部，人中沟的上1/3与下2/3交界处

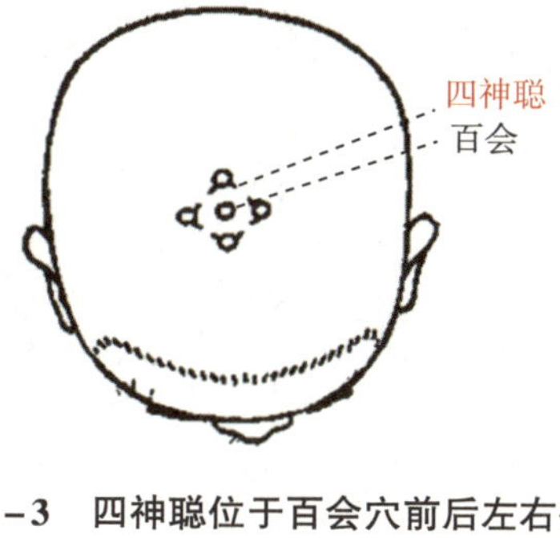

附录图5－3　四神聪位于百会穴前后左右各开一寸

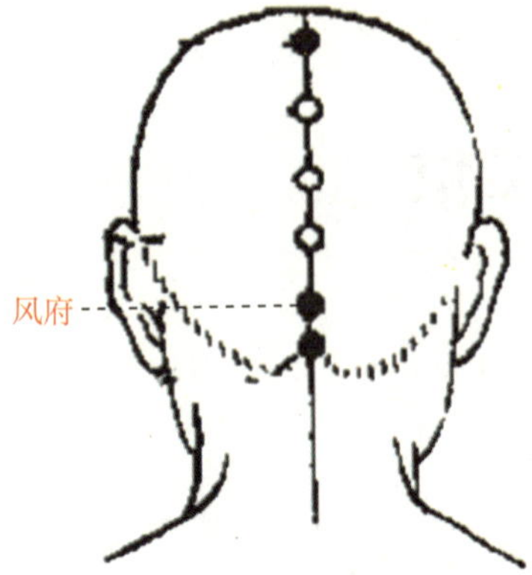

附录图 5-4　风府位于颈部，当后发际正中直上 1 寸

颈肩部

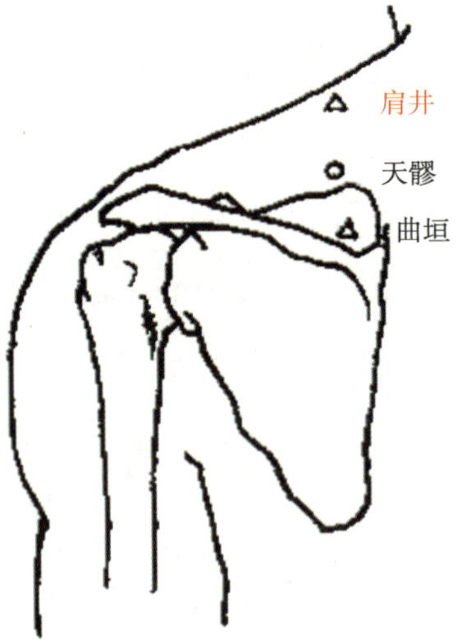

附录图 5-5　肩井位于大椎穴与肩峰端连线的中点上

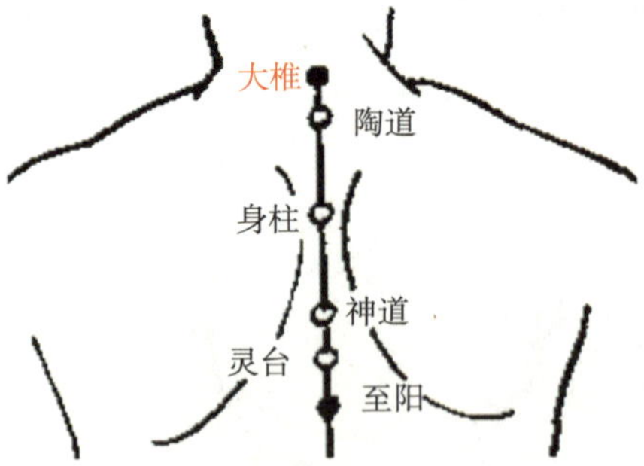

附录图 5-6　大椎位于后正中线上第 7 颈椎棘突下凹陷处

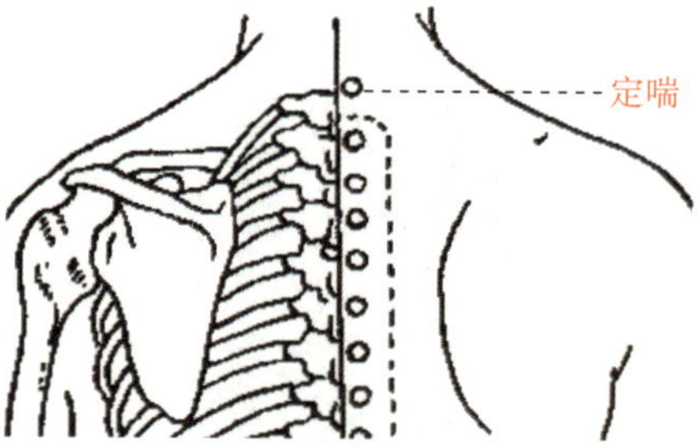

附录图5－7　定喘位于人体背部第7颈椎棘突旁开半寸处

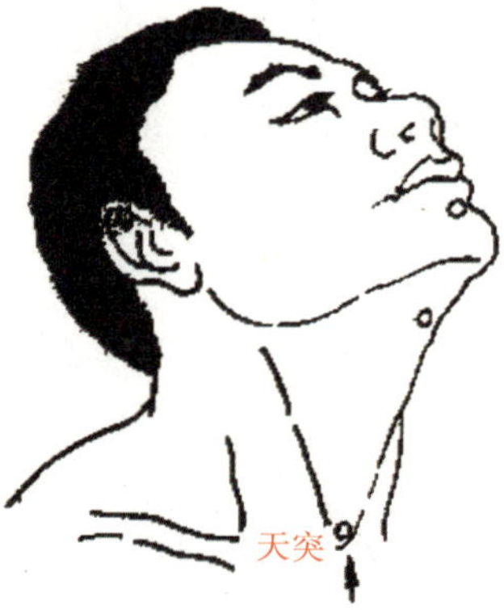

附录图5－8　天突位于颈部，当前正中线上胸骨上窝中央

胸　部

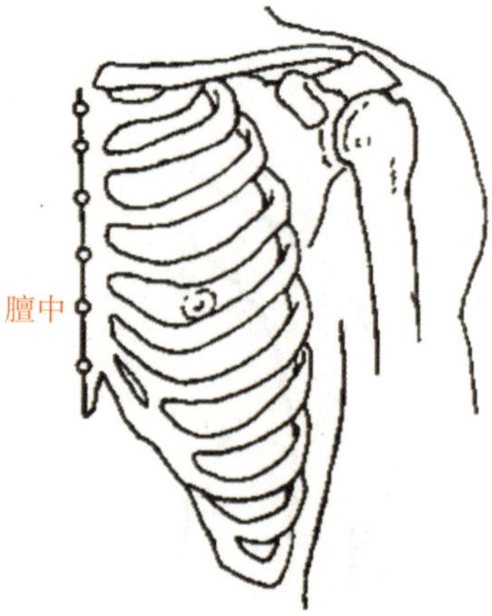

附录图5－9　膻中位于人体的前正中线上，在两乳头中间

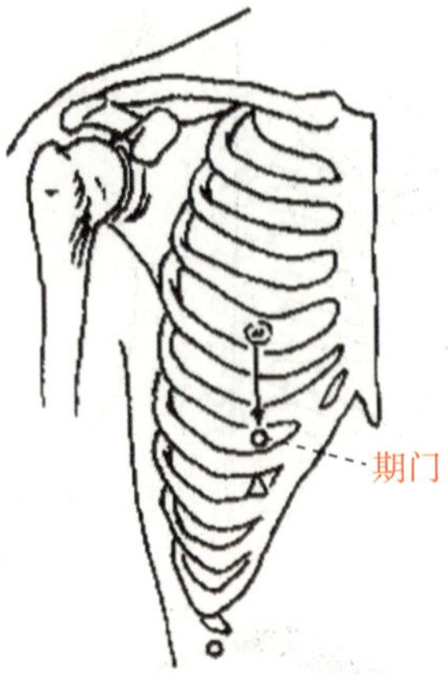

附录图 5－10　期门位于胸部当乳头直下，第六肋间隙，前正中线旁开 4 寸

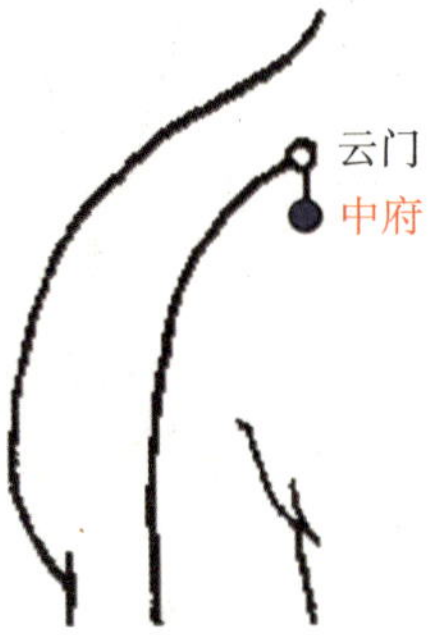

附录图 5－11　中府位于胸前壁的外上方，平第一肋间隙，距离前正中线 6 寸

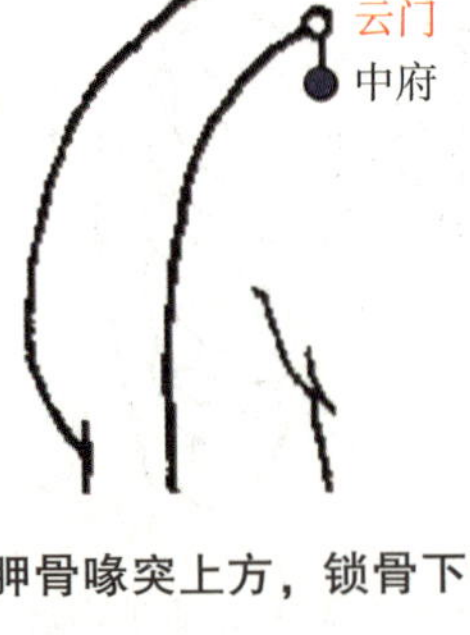

附录图 5－12　云门位于肩胛骨喙突上方，锁骨下窝凹陷处，距前正中线 6 寸

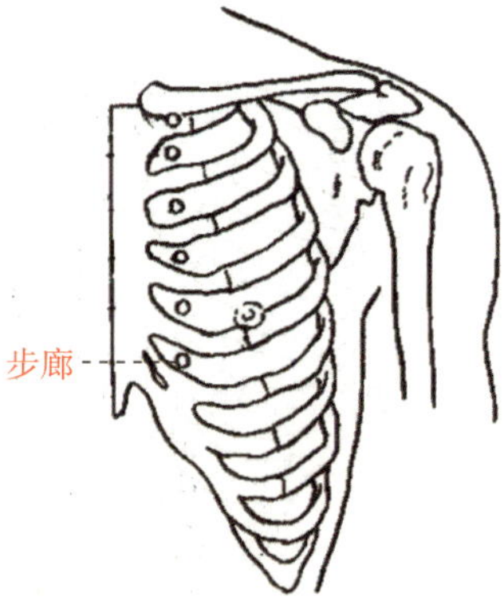

附录图 5－13　步廊位于人体的胸部，当第 5 肋间隙，前正中线旁开 2 寸

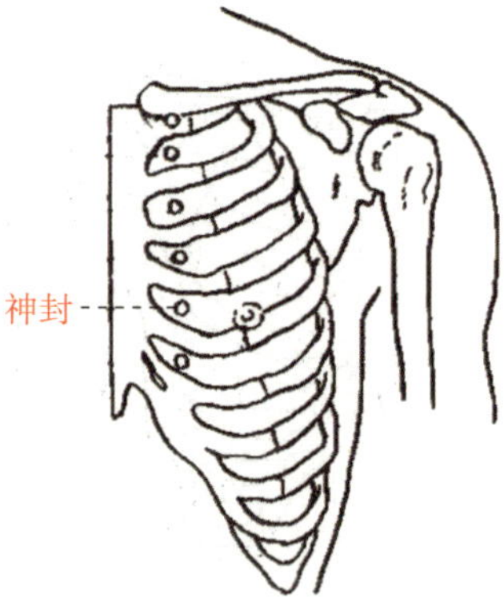

附录图 5－14　神封位于人体的胸部，当第 4 肋间隙，前正中线旁开 5 寸

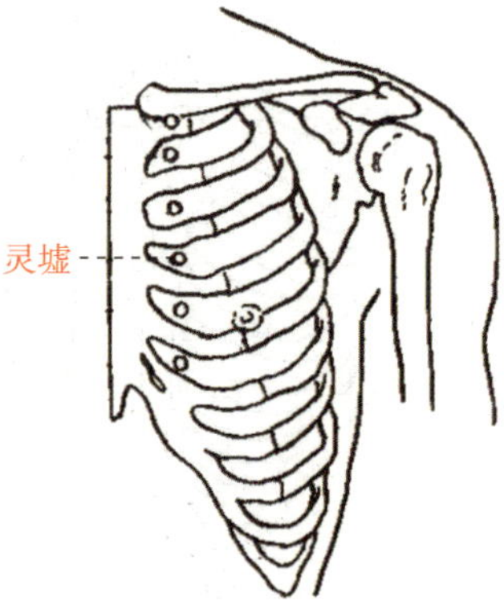

附录图 5－15　灵墟位于第 3 肋间隙，前正中线旁开 2 寸

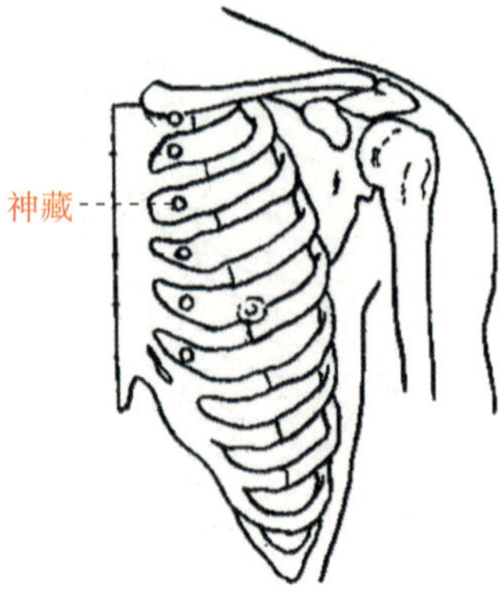

附录图 5－16　神藏位于第 2 肋间隙，前正中线旁开 2 寸

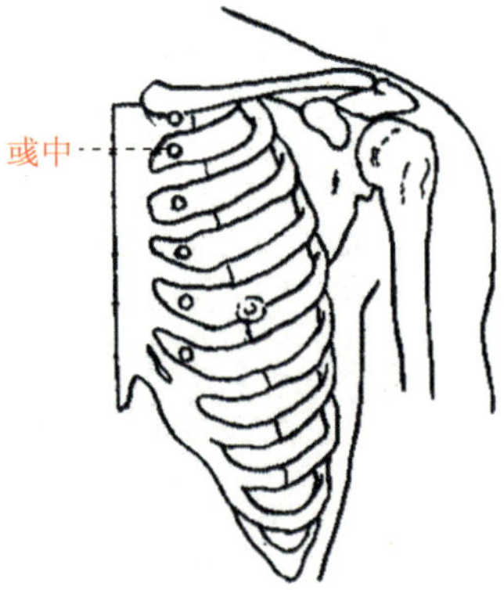

附录图 5－17　彧中位于人体胸部，当第 1 肋间隙，前正中线旁开 2 寸

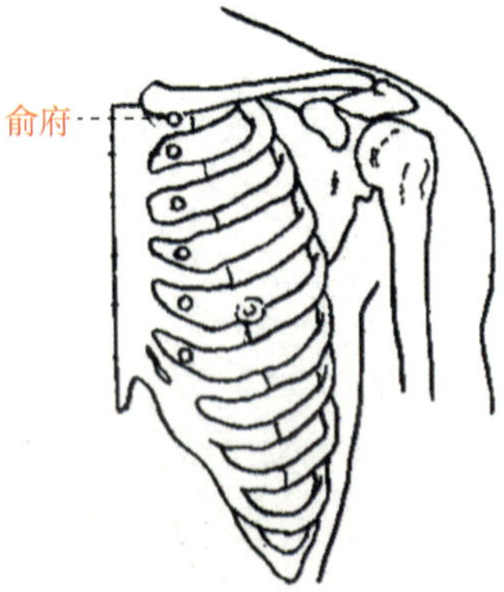

附录图 5－18　俞府位于胸部，当锁骨下缘，前正中线旁开 2 寸

腹 部

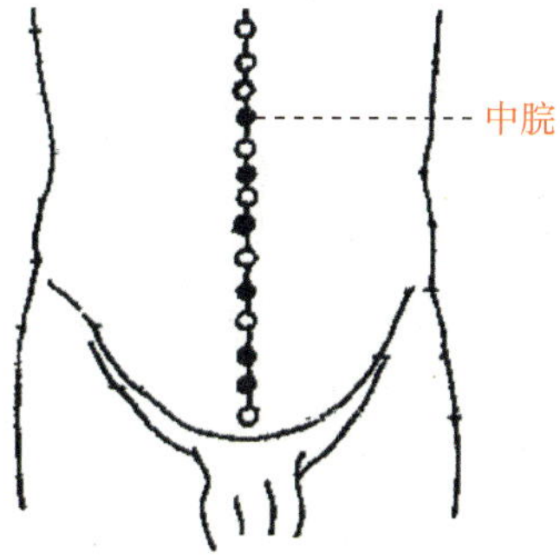

附录图 5-19 中脘位于腹部正中线上，肚脐中央上 4 寸

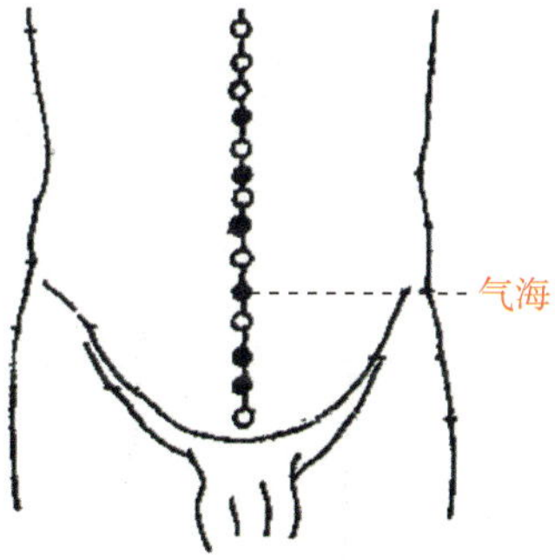

附录图 5-20 气海位于腹部正中线上，肚脐中央下 1.5 寸

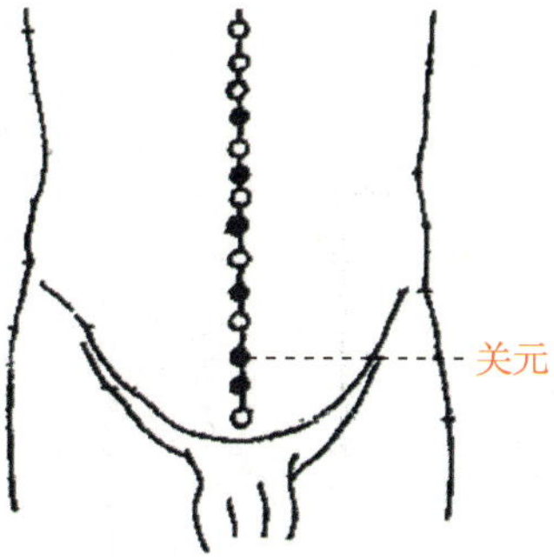

附录图 5-21 关元位于腹部正中线上，肚脐中央下 3 寸

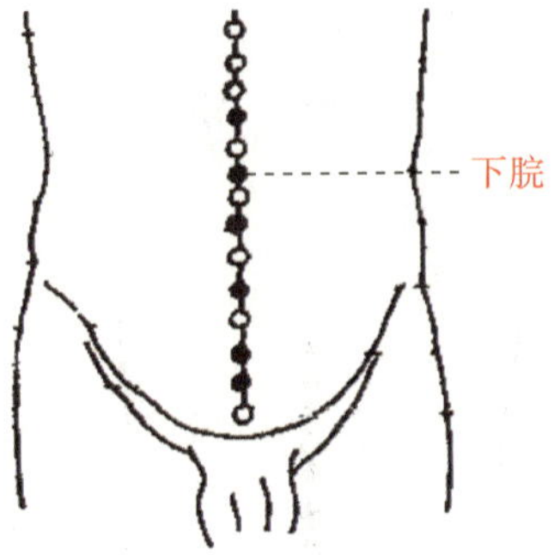

附录图 5－22　下脘位于腹部正中线上，脐中上 2 寸

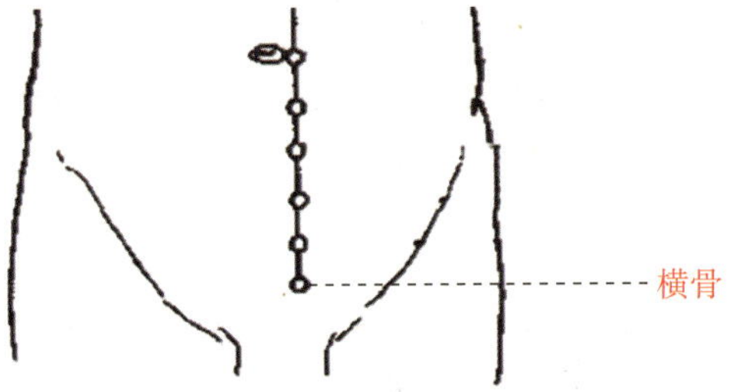

附录图 5－23　横骨位于脐中下 5 寸，前正中线旁开半寸

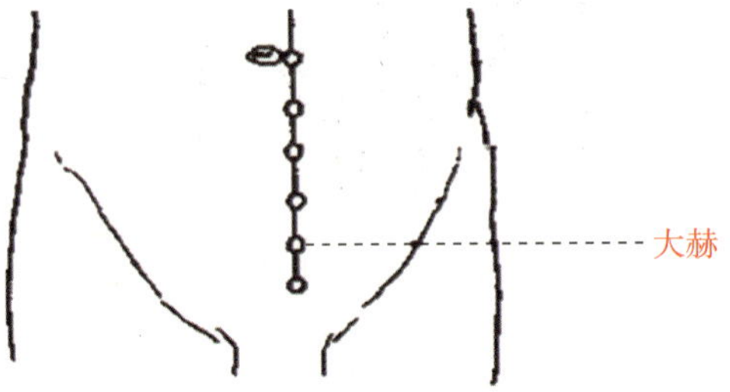

附录图 5－24　大赫位于脐中下 4 寸，前正中线旁开半寸

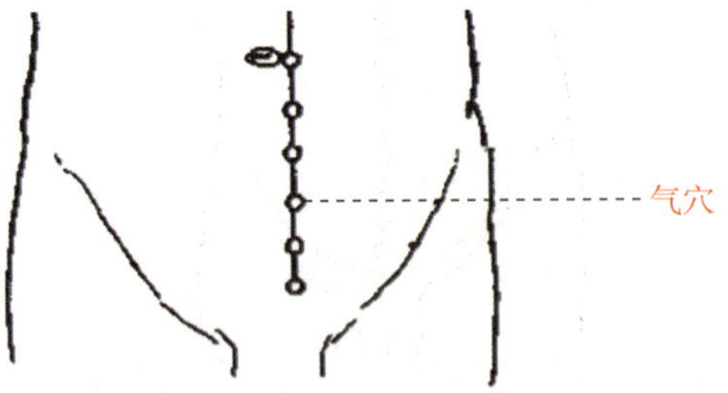

附录图 5－25　气穴位于脐中下 3 寸，前正中线旁开半寸

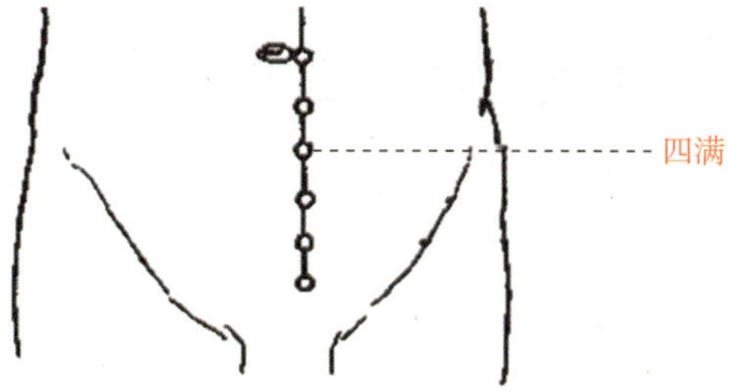

附录图5－26　四满位于脐中下2寸，前正中线旁开半寸

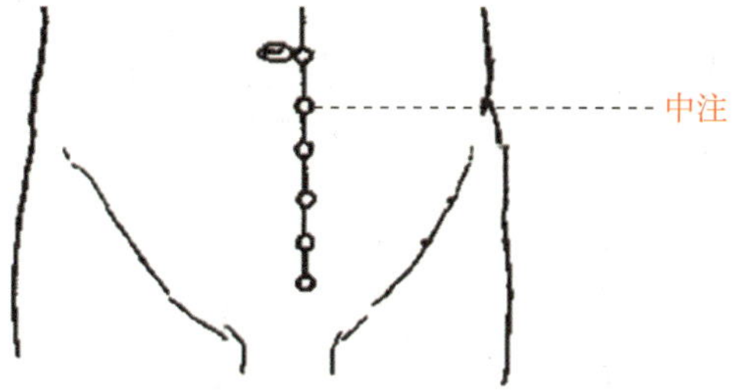

附录图5－27　中注位于脐中下1寸，前正中线旁开半寸

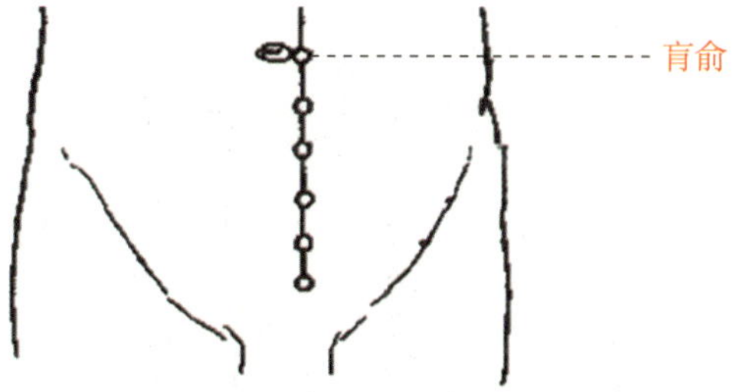

附录图5－28　肓俞位于脐中旁开半寸

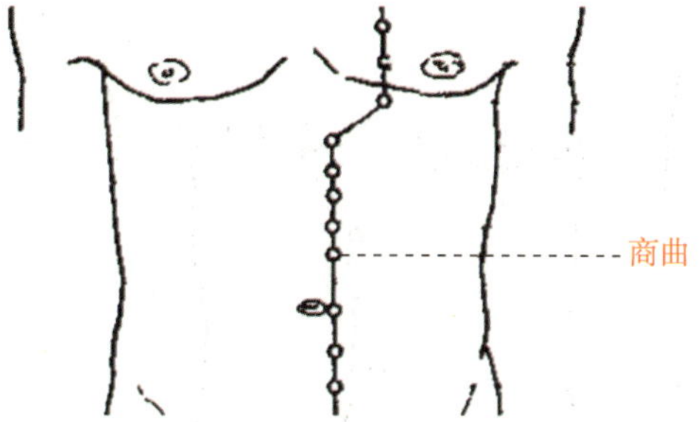

附录图5－29　商曲位于脐中上2寸，前正中线旁开半寸

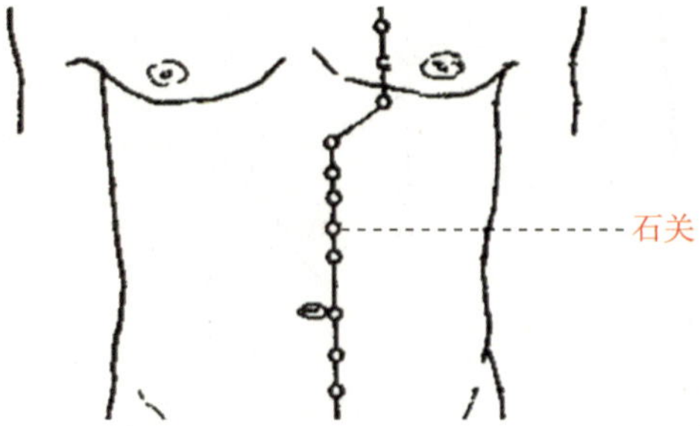

附录图 5－30　石关位于脐中上 3 寸，前正中线旁开半寸

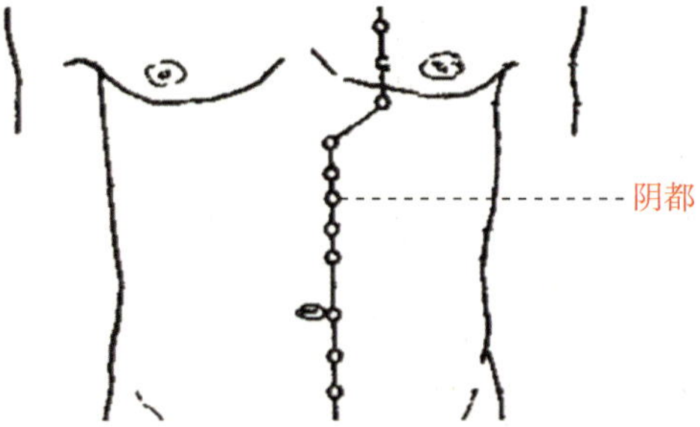

附录图 5－31　阴都位于脐中上 4 寸，前正中线旁开半寸

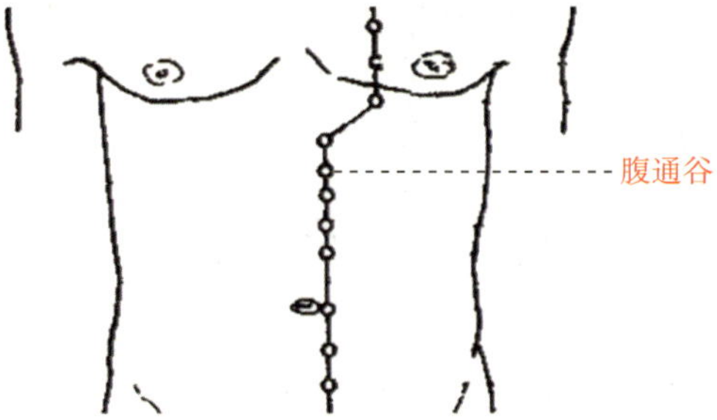

附录图 5－32　腹通谷位于脐中上 5 寸，前正中线旁开半寸

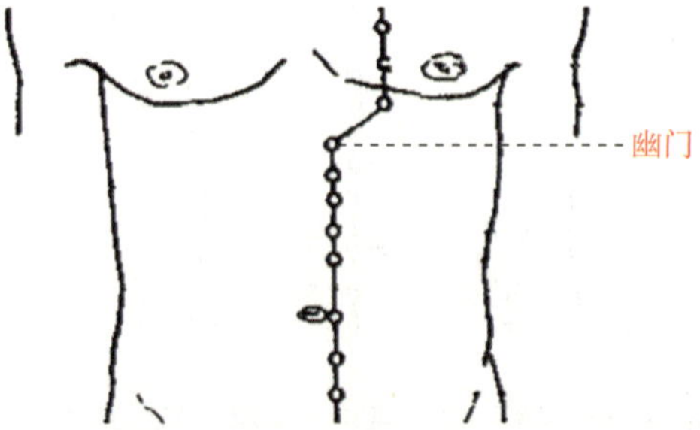

附录图 5－33　幽门位于脐中上 6 寸，前正中线旁开半寸

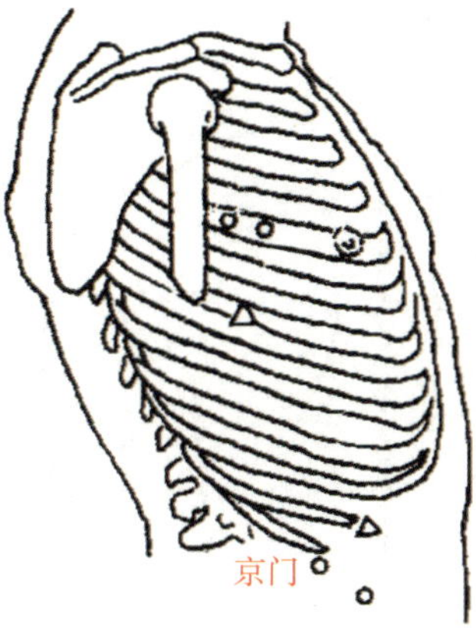

附录图 5－34 京门位于侧腰部，章门穴后 1.8 寸，当第 12 肋骨游离端的下方

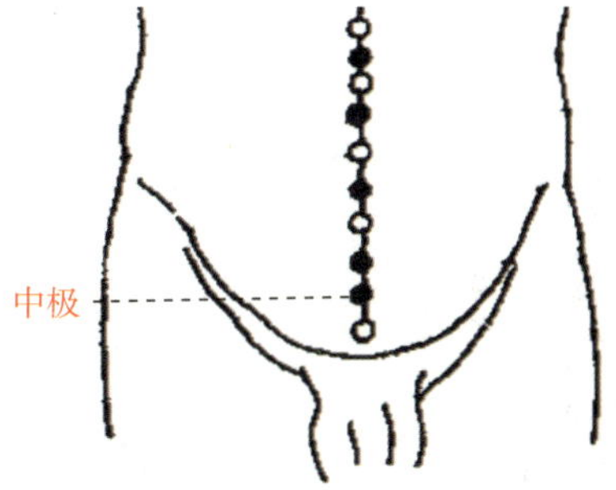

附录图 5－35 中极位于体前正中线，脐下 4 寸

背腰部

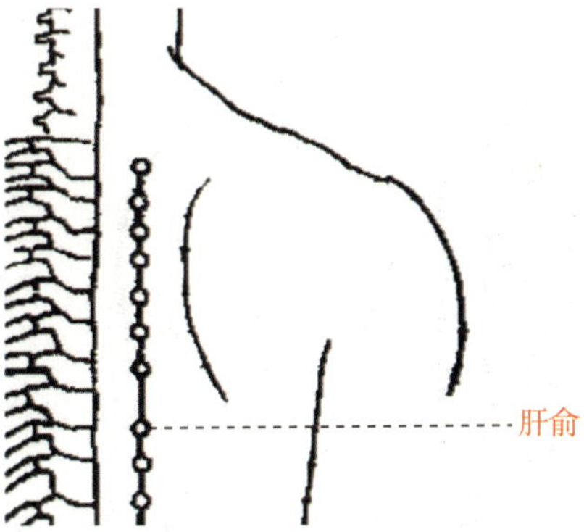

附录图 5－36 肝俞位于背部，当第 9 胸椎棘突下，旁开 1.5 寸

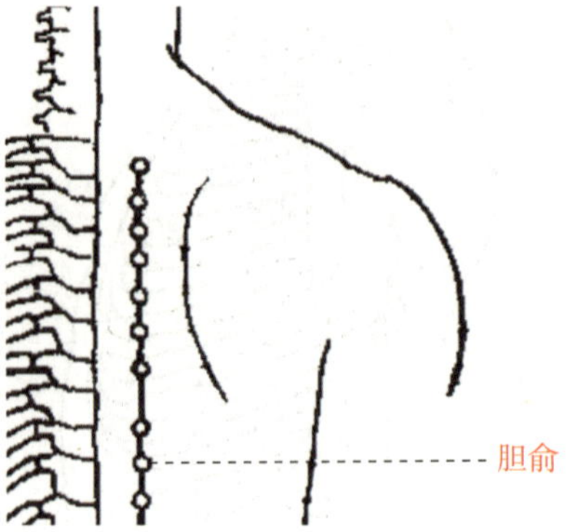

附录图 5-37　胆俞位于背部，当第 10 胸椎棘突下，旁开 1.5 寸

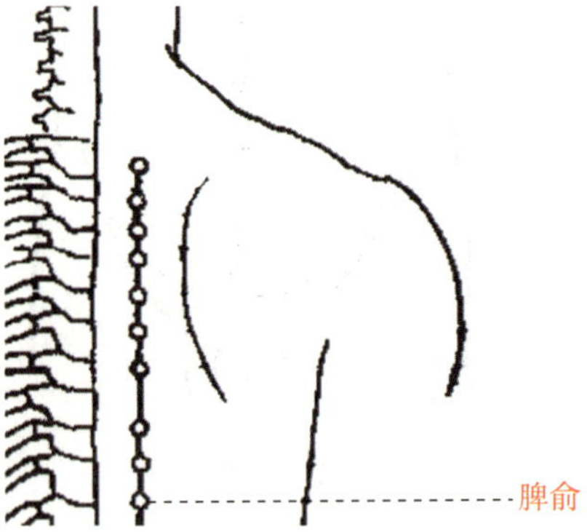

附录图 5-38　脾俞位于背部，当第 11 胸椎棘突下，旁开 1.5 寸

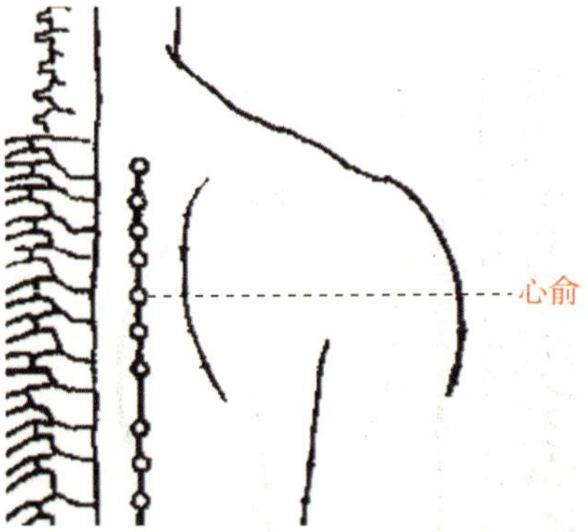

附录图 5-39　心俞位于背部，当第 5 胸椎棘突下，旁开 1.5 寸

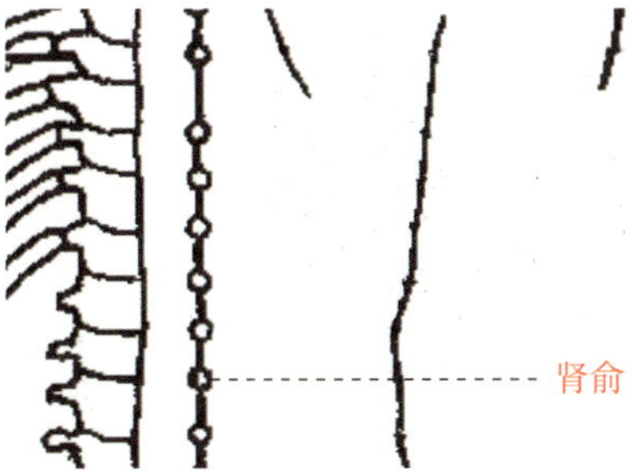

附录图 5－40　肾俞位于第 2 腰椎棘突旁开 1.5 寸处

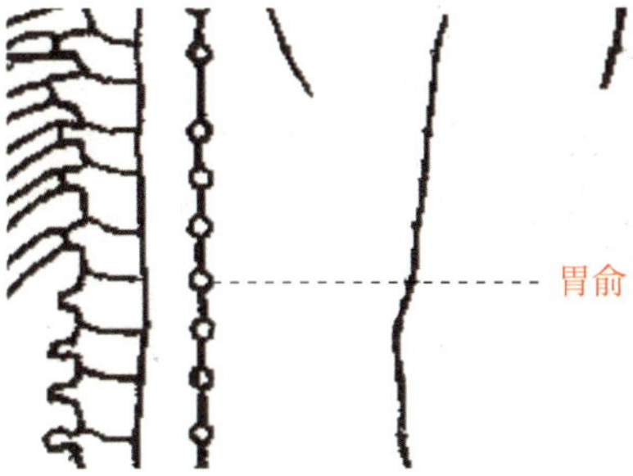

附录图 5－41　胃俞位于第 12 胸椎棘突旁开 1.5 寸处

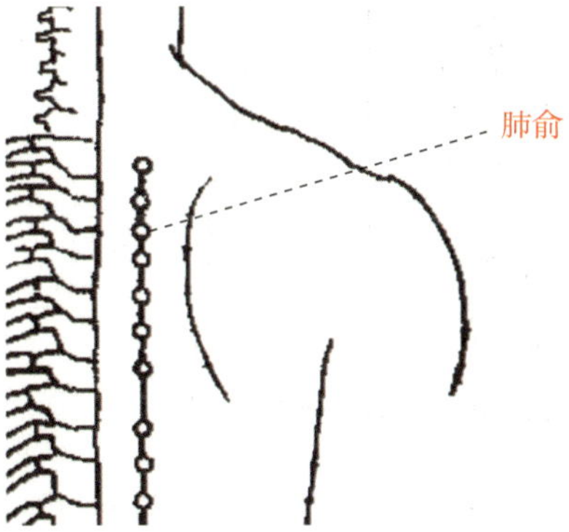

附录图 5－42　肺俞位于第 3 胸椎棘突旁开 1.5 寸处

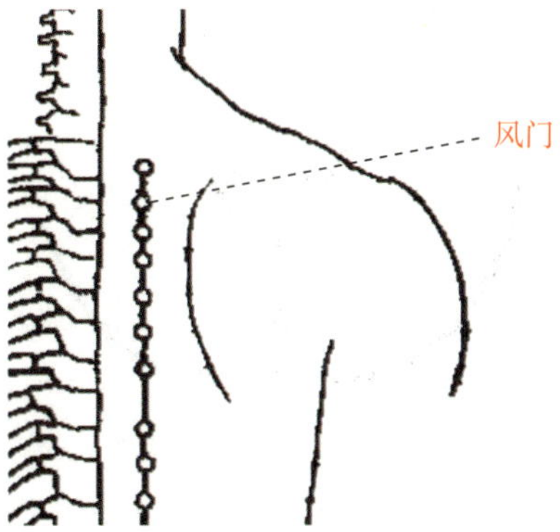

附录图 5－43　风门位于第 2 胸椎棘突旁开 1.5 寸

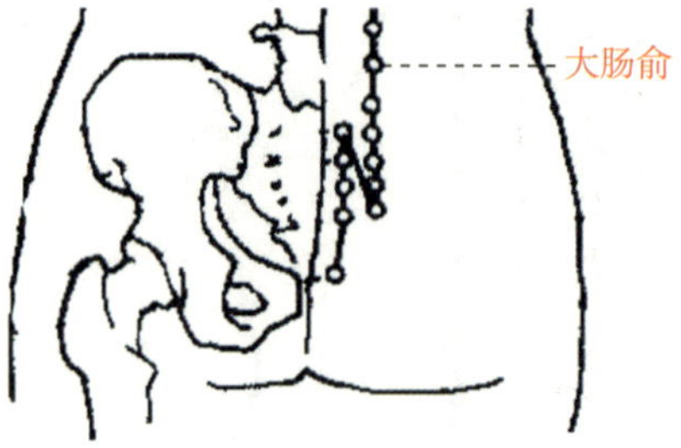

附录图 5－44　大肠俞位于腰部第 4 腰椎棘突下旁开 1.5 寸

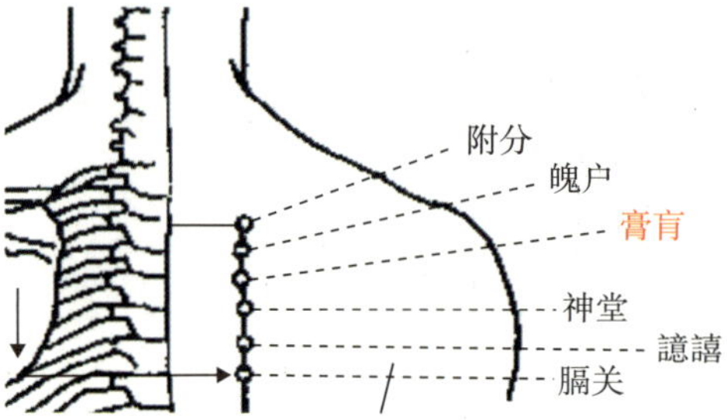

附录图 5－45　膏肓位于人体的背部，当第 4 胸椎棘突下，旁开 3 寸

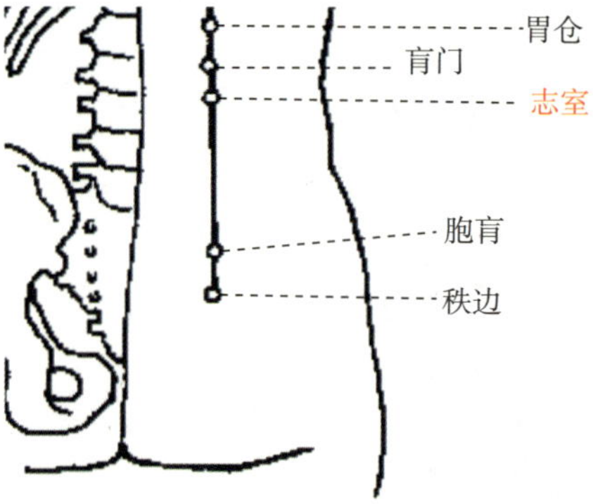

附录图 5－46　志室位于腰部，当第 2 腰椎棘突下，旁开 3 寸

骨盆区域

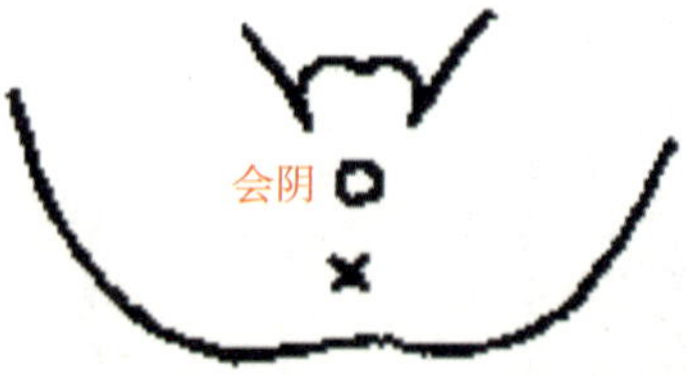

附录图 5－47　会阴位于两阴之间，男性当阴囊根部与肛门连线的中点，女性当大阴唇后联合与肛门连线的中点

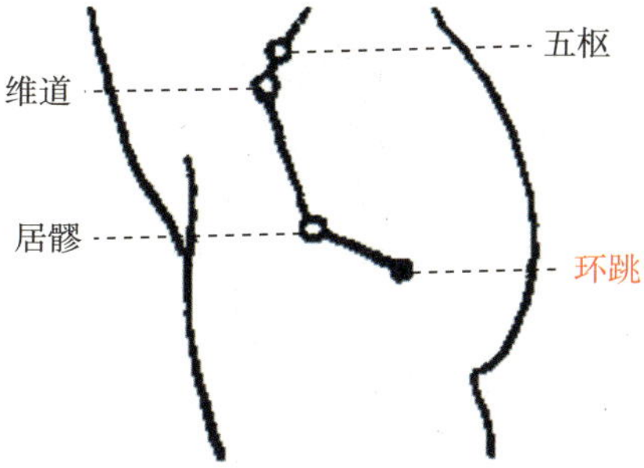

附录图 5-48　环跳位于股骨大转子最凸点与骶管裂孔的连线外 1/3 和中 1/3 的交点处

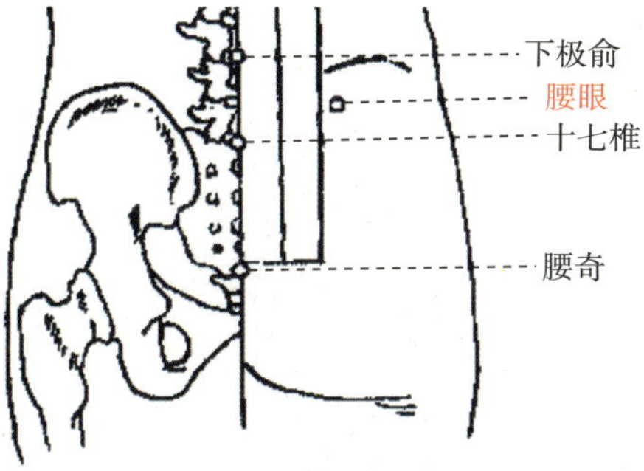

附录图 5-49　腰眼在人体位于腰部，第 4 腰椎棘突左右 3.5 寸至 4 寸的凹陷处

上　肢

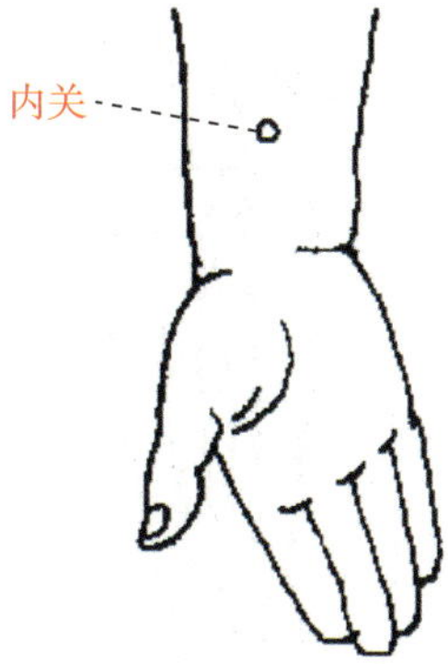

附录图 5-50　内关位于前臂掌侧，腕横纹上 2 寸，掌长肌腱与桡侧腕屈肌腱之间

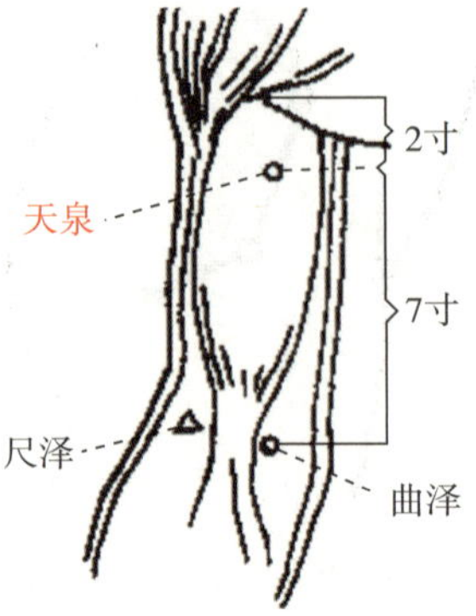

附录图 5－51　天泉位于手臂内侧，腋前纹下 2 寸

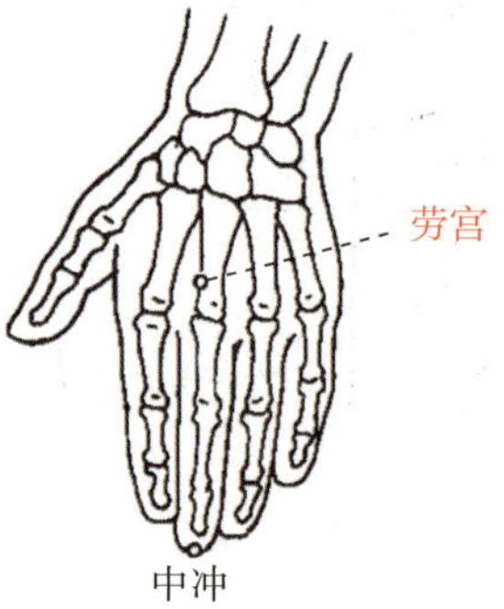

附录图 5－52　劳宫位于手掌心，当第 2、3 掌骨之间偏于第 3 掌骨桡侧，握拳屈指时，位于中指和无名指指尖处

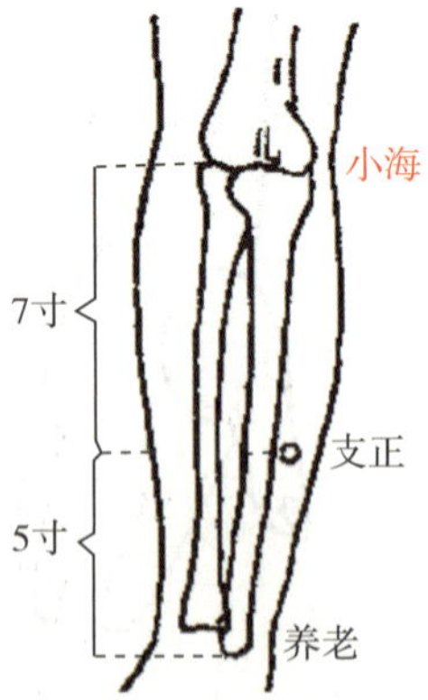

附录图 5－53　小海位于人体的肘内侧，当尺骨鹰嘴与肱骨内上髁之间凹陷处，屈肘取穴

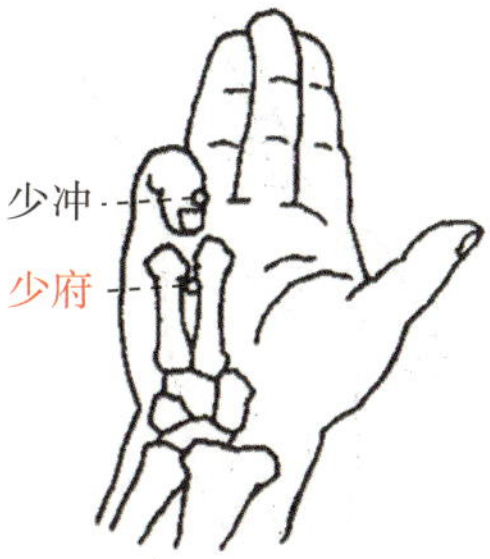

附录图 5－54　少府位手掌面，第 4、5 掌骨之间，握拳时，小指的指尖压在掌心的第一横纹上，在小指和无名指指尖之间

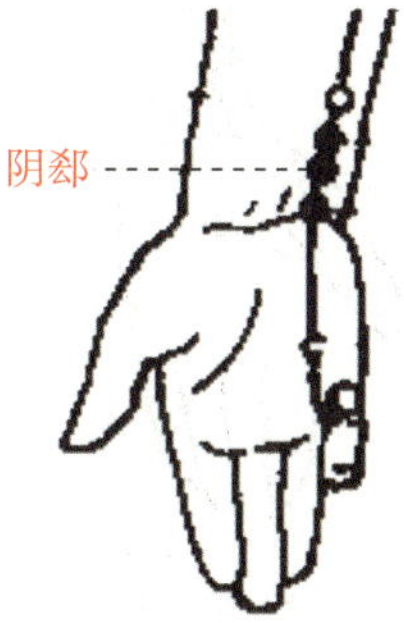

附录图 5－55　阴郄位于尺侧腕屈肌腱的桡侧缘，腕横纹上半寸

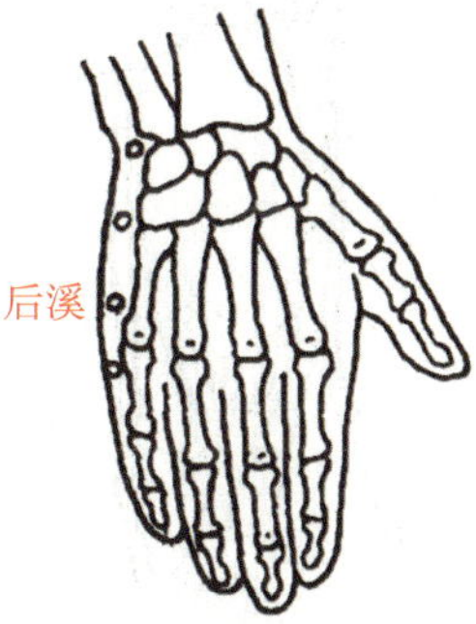

附录图 5－56　后溪位于第 5 掌指关节后的远侧掌横纹头赤白肉际处

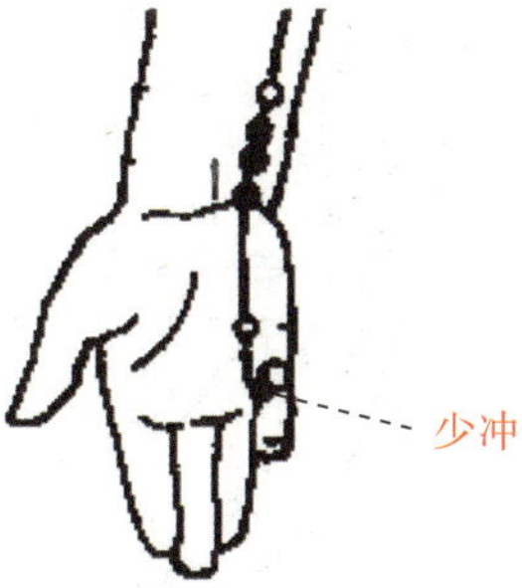

附录图 5－57　少冲位于手小指末节桡侧，距指甲角 0.1 寸

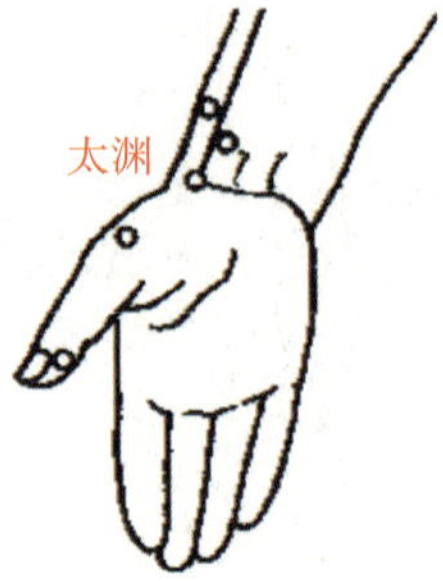

附录图 5－58　太渊位于腕掌侧横纹桡侧，桡动脉搏动处

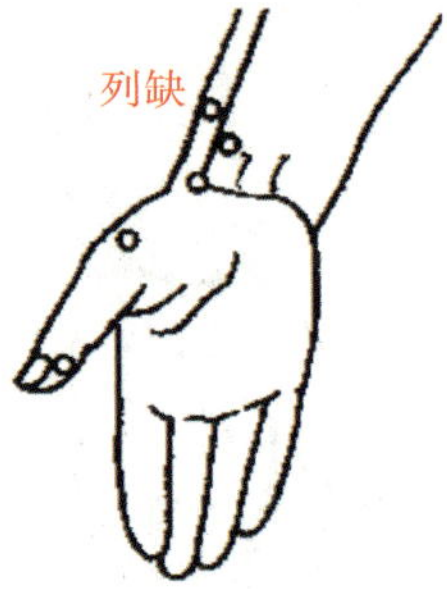

附录图 5－59　列缺位于前臂的桡侧缘，桡骨茎突的上方，
距离腕横纹 1.5 寸，肱桡肌和拇长展肌腱之间

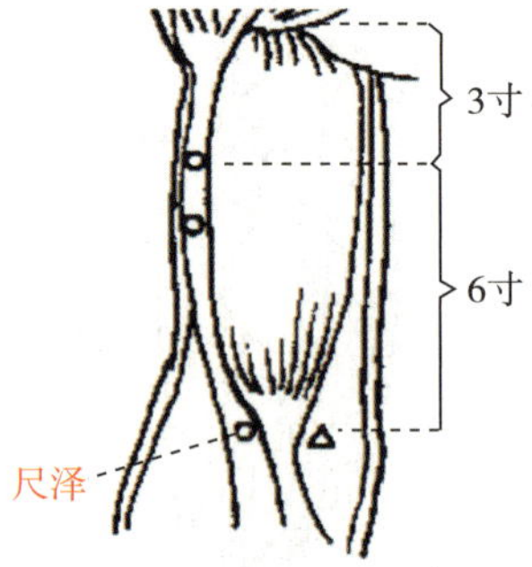

附录图 5－60　尺泽位于肘横纹上，肱二头肌肌腱的桡侧凹陷处

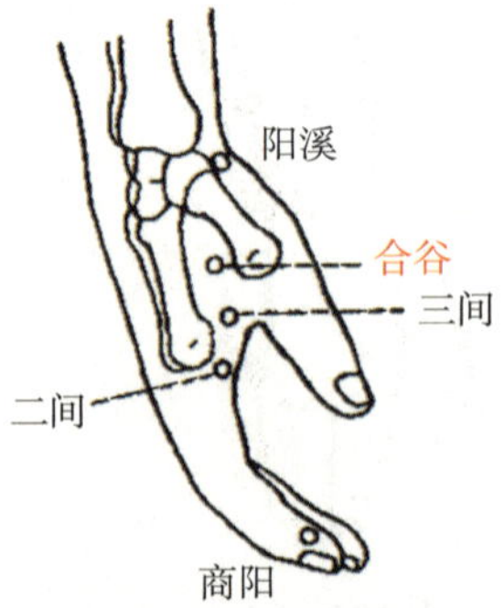

附录图 5－61　合谷位于手背部，在第 1、2 掌骨之间，第 2 掌骨中点处

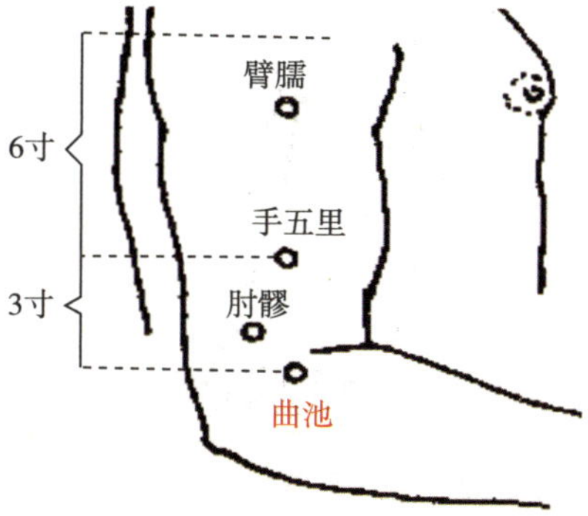

附录图5－62 曲池位于手肘关节弯曲凹陷处

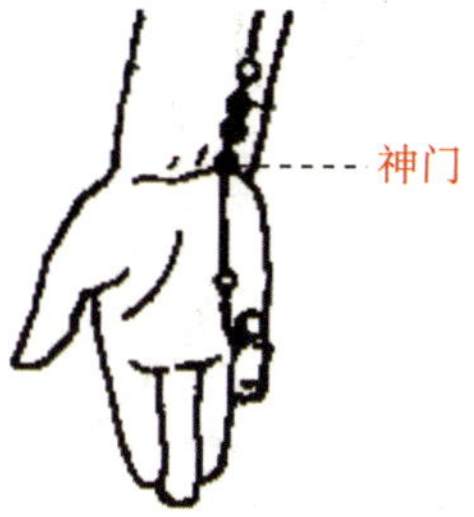

附录图5－63 神门位于身体的腕部，腕掌侧横纹尺侧端，尺侧腕屈肌腱的桡侧凹陷处

下 肢

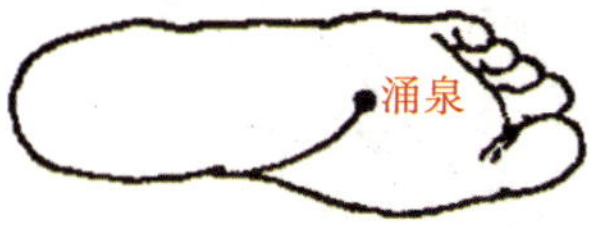

附录图5－64 涌泉位于足底部，蜷足时足前部凹陷处，约当足底第2、3跖趾缝纹头端与足跟连线的前1/3与后2/3交点上

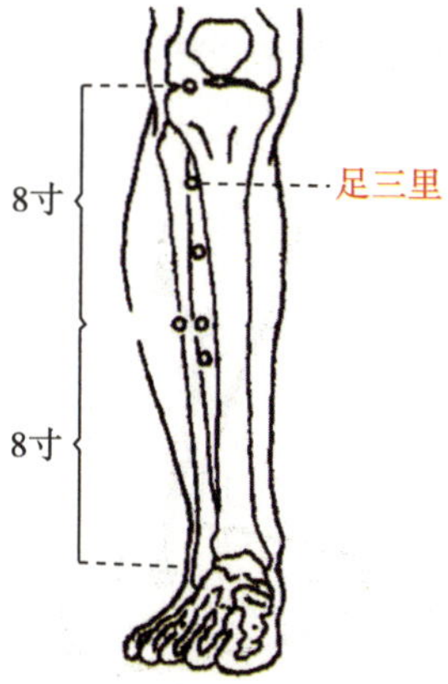

附录图5－65 足三里位于小腿外侧，犊鼻（此穴位于外膝眼处）下3寸

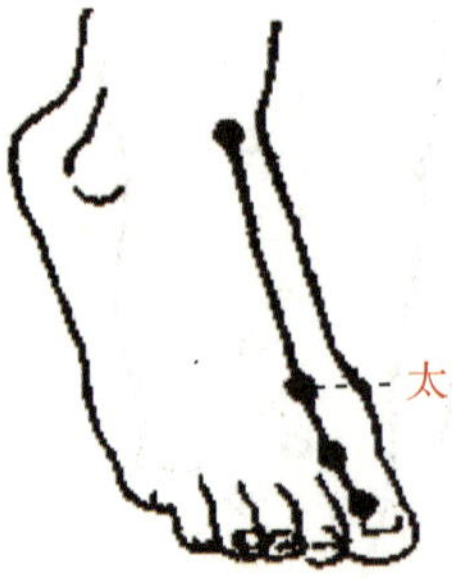

附录图 5－66　太冲位于脚背上，在第一踇趾和第二个足趾连接部位的中间

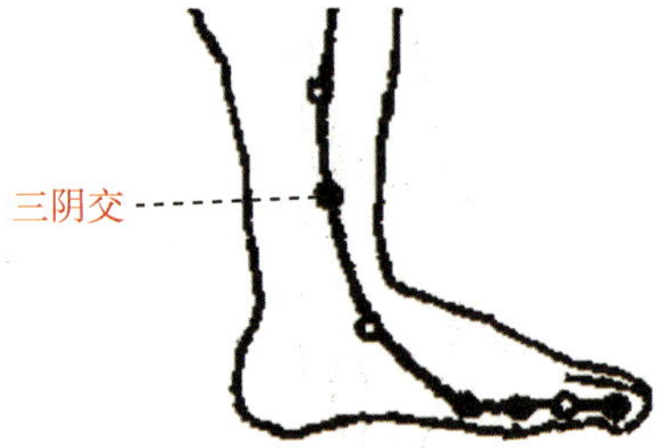

附录图 5－67　三阴交位于小腿内侧，内踝尖上 3 寸，胫骨内侧缘后方

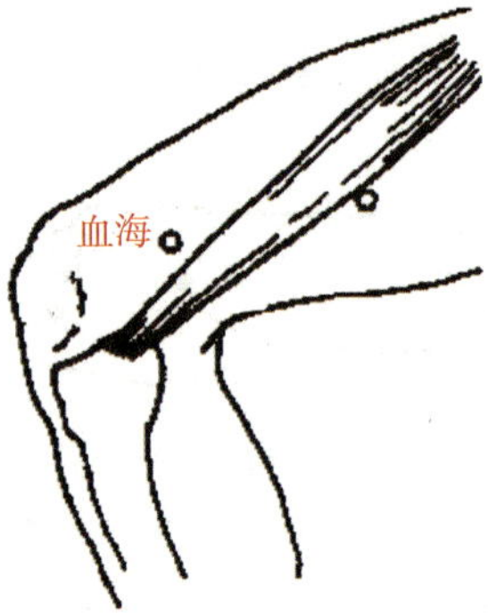

附录图 5－68　血海位于大腿内侧，髌底内侧端上 2 寸，当股四头肌内侧头的隆起处

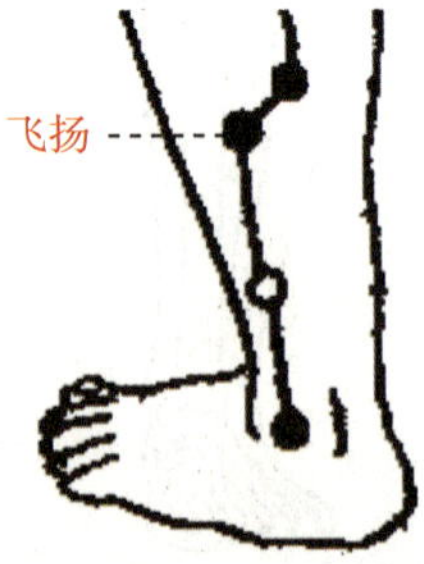

附录图 5－69　飞扬位于外踝尖与跟腱水平连线之中点直上 7 寸

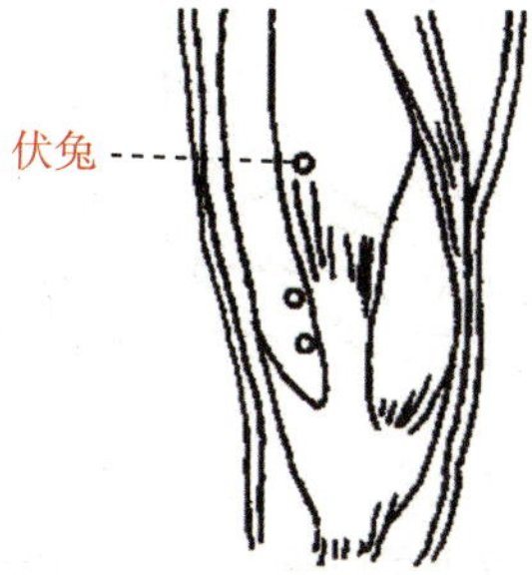

附录图5-70 伏兔位于大腿前外侧，当髂前上棘与髌底外侧端的连线上，髌底上6寸

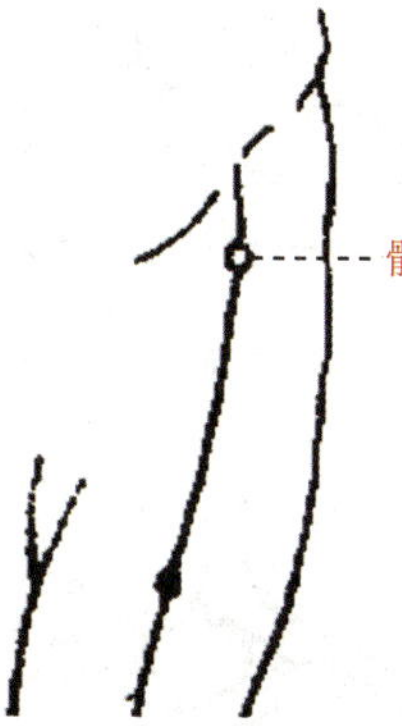

附录图5-71 髀关位于大腿上，股直肌近端缝匠肌与阔筋膜张肌三条肌肉之间的凹陷中，约相当于髂前上棘、髌底外侧端连线与耻骨联合下缘水平线的交点处

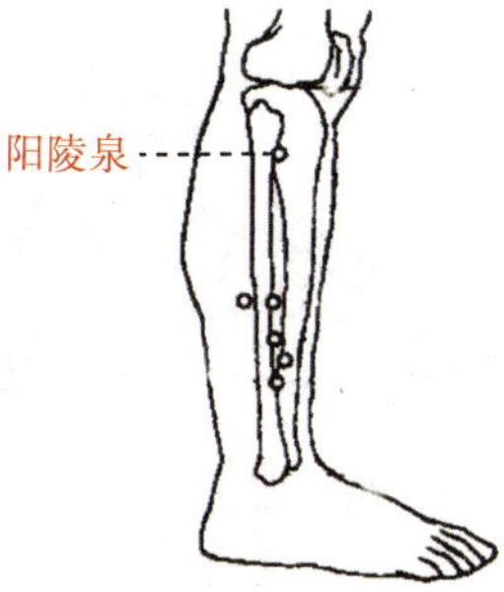

附录图5-72 阳陵泉位于小腿部的外侧，腓骨小头前下方凹陷处

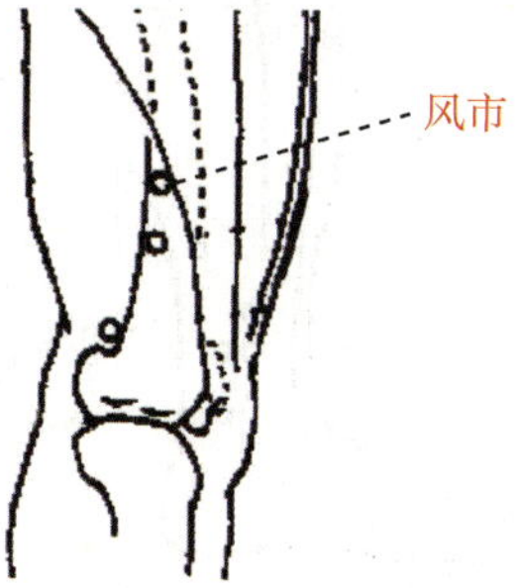

附录图5-73 风市位于股骨大转子正下方12寸

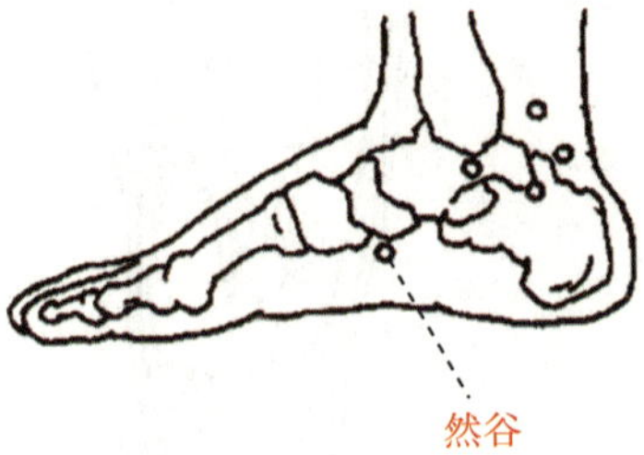

附录图 5－74　然谷位于足内侧缘，舟骨粗隆下方，赤白肉际处

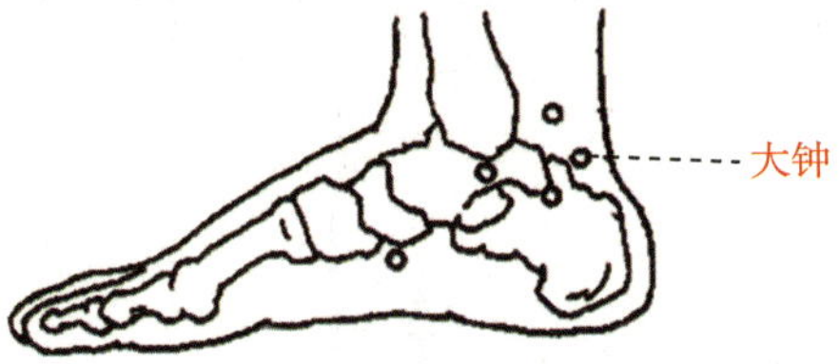

附录图 5－75　大钟位于人体的足内侧，内踝下方，当跟腱附着部的内侧

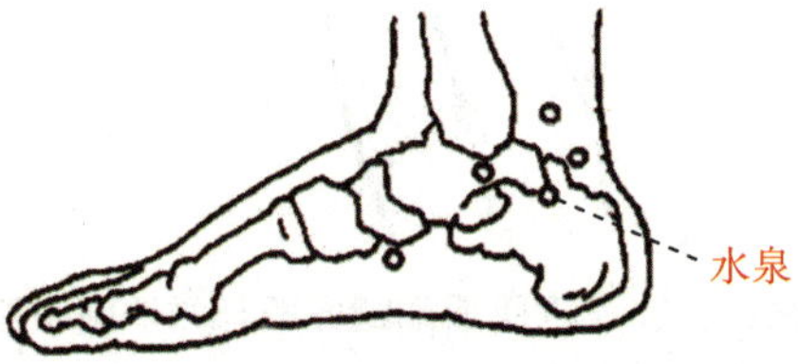

附录图 5－76　水泉位于跟骨结节的内侧凹陷

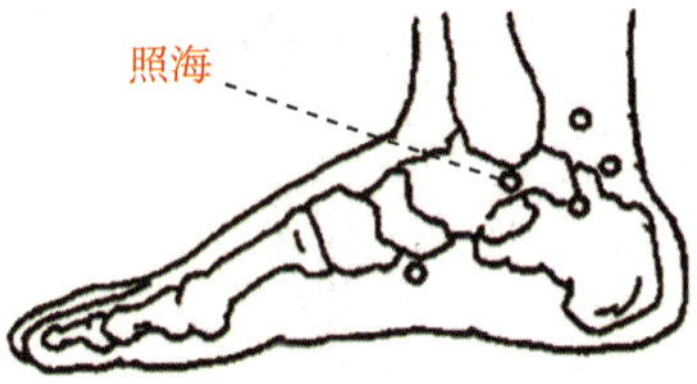

附录图 5－77　照海位于足内侧，内踝尖下方凹陷处

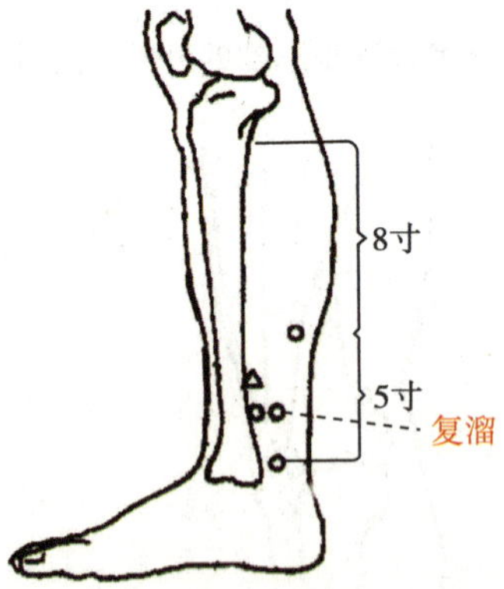

附录图 5－78　复溜位于内踝的后上，太溪穴（内踝尖与跟腱之间凹陷处）上两寸，跟腱前缘

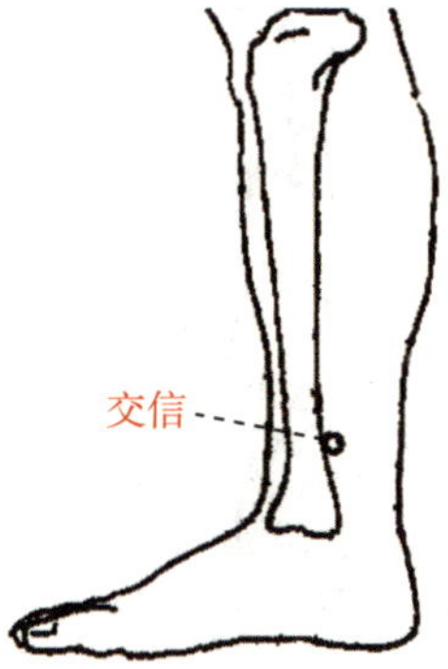

附录图5-79　交信位于小腿内侧，当太溪穴直上2寸

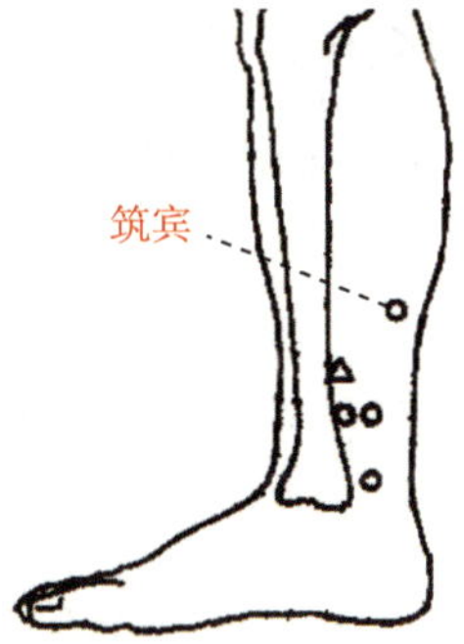

附录图5-80　筑宾位于内踝上5寸

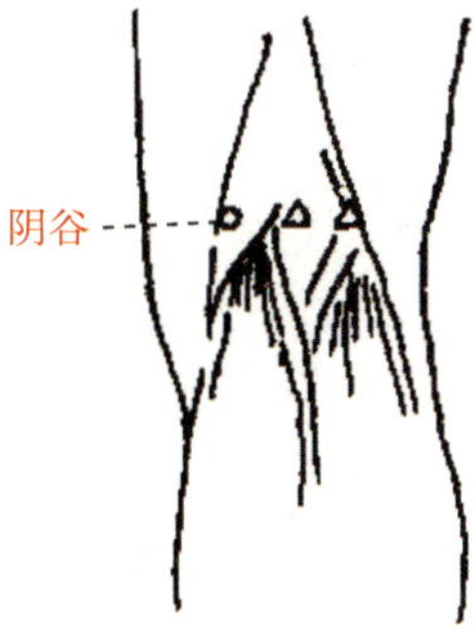

附录图5-81　阴谷位于腘窝内侧，屈膝时，当半腱肌腱与半膜肌腱之间

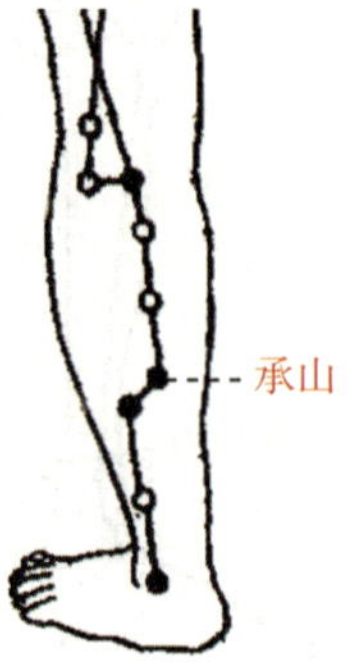

附录图 5－82　承山位于人体的小腿后面正中，委中与昆仑穴之间，当伸直小腿或脚跟上提时，腓肠肌肌腹下出现的尖角凹陷处即是

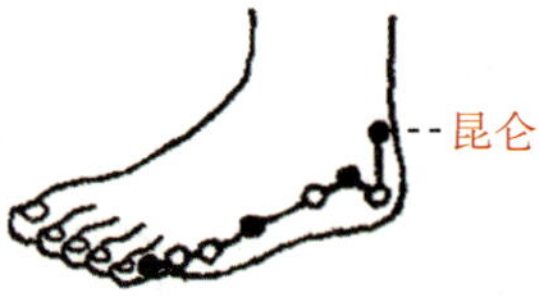

附录图 5－83　昆仑位于足部外踝后方，当外踝尖与跟腱之间凹陷处

附录6 病案举例

病例一：胸痹心痛

姓名：朱某；性别：男；年龄：43岁；就诊时间：2021年6月20日

主诉：前后心区阵发压榨性疼痛2年。

既往史：糖尿病史10余年，餐后血糖最高10mmol/L，服用降糖药控制，具体不详。

现病史：患者2019年无明显诱因突发前后心区压榨性疼痛，持续不解，于某医院诊断为心梗型冠心病，行支架植入术，共植入3枚。术后仍有胸口阵发压榨样绞痛，心慌气短，寐差难眠。近期轻度焦虑暴躁，情绪刺激可诱发疼痛。刻下自觉烦躁，胸闷，胸口无压榨性疼痛。舌苔紫暗，脉浮大无根。

中医诊断：胸痹心痛

西医诊断：①冠状动脉粥样硬化性心脏病

②2型糖尿病

治疗：①刮头部。

②擦、刮颈肩部。

③擦、摩、刮、背俞穴、督脉和条索部分。

④摩、擦、拍左侧上臂手厥阴心包经（天泉穴附近的手少阴心经、手厥阴心胞经、手太阴肺经的经络条索，并拍肘窝及天泉穴附近的条索），可见痧像，呈黑色紫包块状。

⑤擦、拍右侧足三里及其附近，可见痧像，呈黑紫色包块状。

二诊：自诉经治疗后心脏压榨性疼痛症状基本消失，快速起身时偶发疼痛，休息数分钟后可缓解。血糖降低，餐后血糖由10mmol/L减少到8mmol/L。纳寐可。舌质暗紫减轻，舌苔薄白。脉沉有根。

治疗：①刮头部。

②摩、擦、拍右侧上臂手厥阴心包经（天泉穴附近的手少阴心经、手厥阴心胞经、手太阴肺经的经络条索，并拍肘窝及天泉穴附近的条索），可见痧像为黑色包块。

③摩、擦、拍左侧足三里及其附近，可见痧像为青色包块。

④擦、拍左侧腘窝。

三诊：患者自诉无其他不适症状。舌质淡黯，舌苔薄白。脉象沉取有根。予以保健治疗，巩固疗效。

治疗：①刮头部。

②摩、擦、刮颈肩部。

③摩、擦、拍左侧上臂手厥阴心包经（肘窝）。

④摩、擦、拍右侧足三里以至踝关节。

⑤摩、擦、拍右侧腘窝至足跟上部。后未再来诊，随访未再发作。

按语：患者素有糖尿病，此属中医学消渴病范畴，提示患者津液不足、元精已亏，致相火妄动，见烦躁、焦虑等症，此属肝藏病症。相火妄动则君火失明，故心痛、胸闷，肝火妄动亦即是肝风妄行，人体之生机起于肝，肝疏泄不利致使气血不能调畅运行，阻滞于脉道，最终发为胸痹。故本病之根本病位在五藏之肝藏，病机为肝藏生发功能不及，导致全身多系统功能紊乱，涉及的脏腑系统有肝脏、肾脏、心脏、心包脏等。治疗以疏通经络，宣发肝藏之气为原则。

在三次诊疗中，皆治疗其头部、颈肩部，以振奋阳气，促进人体气机生发。首诊选取最基础的五步套路，在不损伤人体正气的前提下，调整人体生长化收藏之气机，推动人体一气周流。二诊、三诊肝藏不及表现已有极大缓解，继续疏通心包经以巩固疗效，并加入对腘窝的调理，进一步交通心肾，调和脾胃，积累精气，以收全功。

首诊时治疗左侧心包经，右侧足三里；二诊治疗右侧心包经，左侧足三里，左腘窝；三诊治疗左侧心包经，右侧足三里以至踝关节，右侧腘窝至足跟上部。这种交叉治疗（上左下右、上右下左）符合系统中医学的调节系统阴阳各要素关系的思想。按照阴阳理论，上为阳，下为阴，左为阳，右为阴。这种上下左右，先后有序的调理思想体现出系统中医学的关系调节、有序调节、整体调节等思维范式。

病例二：中风后遗症

姓名：李某；性别：男；年龄：49 岁；就诊日期：2021 年 7 月 17 日

主诉：左侧肢体活动不利伴言语不清 3 个月余。

现病史：患者数月前于西藏旅行时产生高原反应，回北京数日后出现头晕、头痛症状，于某医院诊断为急性缺血性脑梗死，行取栓手术，术后患者左手活动不利，不能握拳，右上肢抬举不利，左嘴角下垂，言语不利，吐字不清，健忘，左侧后脑部感觉减退。出院后于某医院行针灸与中药治疗 3 个月，未见明显好转。

刻下症见：左侧肢体活动不利，言语不利，吐字不清。纳寐差。脉弦浮，寸尺部无根，舌质淡紫，边红，舌苔白厚。

中医诊断：中风病（中经络）

西医诊断：①缺血性脑梗死

②脑血栓动脉内溶栓术后

治疗：①刮头部。

②擦、刮颈部。

③擦、刮背俞穴（足太阳膀胱经）。

④摩、擦、拍左侧上臂手厥阴心包经。

⑤摩、擦、拍左侧足少阳胆经的风市穴。

⑥擦、拍右侧腘窝。

注：患者肘窝和天泉穴处可见明显条索。

二诊：患者自诉头脑较前清醒，寐转佳，不必服药。左手可握拳，活动自如，左侧嘴角形态基本正常。脉和缓有根，无弦紧之象。

治疗：①刮头部。

②擦、拍左侧肩井穴。

③擦、刮左侧厥阴心包经、手太阴肺经、手少阳三焦经。

④擦、拍右侧足三里穴及其附近。

⑤擦、拍、叩左侧腘窝。

⑥点刺地仓穴、颊车穴、四白穴、人中穴、承浆穴、太阳穴。予保健治疗巩固疗效，后未再来诊。

按语：患者肢体活动不利，感觉减退，为人体内风气不及，无法鼓动机体运行之象，可判定为肝藏病症。该患者病症表现明显，病机表现清晰，治疗亦以疏通经络，宣发肝藏之气为原则。

患者两次治疗皆治疗头部、颈部，以鼓动人体生发之气。

首诊擦、刮背俞穴（足太阳膀胱经）振奋五脏六腑之阳。摩、擦、拍左侧上臂手厥阴心包经、拍肘窝和天泉穴以振奋厥阴经气，疏通心包和肝经经气，因风气通于肝，取手厥阴以恢复与之同气的足厥阴。摩、擦、拍左侧足少阳胆经的风市穴，以振奋足少阳胆经和足厥阴肝经，因肝与胆相表里，阴病治阳之意。擦、拍右侧腘窝，取“上病治下”之意。

二诊擦、刮左侧厥阴心包经、手太阴肺经、手少阳三焦经，因心肺是面部气血循环的主要动力，心其华在面，肺其华在皮，而手少阳三焦经上面，止于目外眦。擦、拍右侧足三里穴及其附近，取“治痿者独取阳明”之意。擦、拍、叩左侧腘窝取，取“上病治下”“先左后右”之意。点刺地仓穴、颊车穴、四白穴、人中穴、承浆穴、太阳穴以刺激面部局部穴位，促进机体自我调节。

病例三：腰椎管狭窄、腰椎间盘突出症

姓名：杨某；性别：男；年龄：36 岁；就诊日期：2021 年 1 月 5 日

主诉：腰部阵发性刺痛伴间歇性跛行半年。

现病史：患者半年前无明显诱因出现腰部刺痛，伴活动受限，不能久立。劳累后疼痛加重，坐位或跪位可缓解疼痛。于某医院行 CT 检查示：腰椎退行性病变，腰 5 至骶 1 椎间盘突出，局部椎管变窄。

刻下症见：腰部阵法刺痛，活动受限。纳寐可，二便调。舌红暗，脉弦紧。

中医诊断：痹症

西医诊断：①腰椎管狭窄

②腰椎间盘突出症

治疗：①擦、拍双侧腘窝（治疗后，腰部肌肉紧张明显缓解）。

②摩、擦、拍、叩左侧足三里穴及其附近。

③擦、拍右侧承山穴、承筋穴。

④擦、刮背俞穴、督脉，局部以腰骶部为主。

⑤摩、擦、拍左侧肘窝。

二诊：患者自诉症状明显缓解，腰部活动恢复正常，久站无不适。舌质淡红，脉象和缓。遂予以保健治疗，巩固疗效。

治疗：①刮头部。

②擦、刮颈肩部。

③擦、刮背俞穴。

④擦、拍左侧前臂手厥阴心包经。

⑤擦、拍左侧足少阳胆经的风市穴。

⑥擦、拍右侧足三里穴及其附近。

⑦平躺在砭石床。

按语：患者以肢体关节症状为主诉，病症简单，以疏通局部气血、恢复胃气、强壮筋骨为主要治则。

首诊擦、拍双侧腘窝，以肾之邪沉于两腘，且肾主宰于腰，故先治疗腘窝，清泄肾浊，即歌诀所谓："腰背委中求。"摩、擦、拍、叩左侧足三里穴及其附近，因脾胃主肌肉，穴在足阳明胃经上，与腰部脾胃经其他腧穴其气相通。擦、拍右侧承山穴、承筋穴，此二穴在足太阳膀胱经上，可以调节腰部不适。擦、刮背俞穴、督脉，局部以腰骶部为主，为近治之法。摩、擦、拍左侧肘窝，下病上取之意，促进人体阴阳自稳调节。

二诊，刮头部，擦、刮颈肩部，此属"缓则治本"，在首诊"急则治标"，患者腰部症状得以缓解的情况下，选择振奋人体阳气，调整人体整体气化。擦、刮背俞穴以安和脏腑，并疏通腰部周围气机。擦、拍左侧前臂手厥阴心包经，扶助心阳，调整厥阴气化，以养筋骨。擦、拍左侧足少阳胆经的风市穴，并擦、拍右侧足三里穴及其附近，从而调节足厥阴肝经的表里之经，和后天之本"脾胃"。最后平躺在砭石床，以温砭平复气血，善后固本。

病例四：宫颈粘连

姓名：李某；性别：女；年龄：38 岁；就诊日期：2020 年 12 月 17 日

主诉：闭经 3 个月。

现病史：患者因月经停止 3 个月，往妇产医院检查，诊断为宫颈粘连，经宫颈扩张术后，月经恢复正常，宫颈处仍有粘连。

刻下症见：疲劳，腹部胀闷，纳寐可。舌红边有齿痕，苔白厚脉浮弦紧。

中医诊断：闭经

西医诊断：宫颈粘连

治疗：①刮头部。

②擦、拍左侧肩井穴。

③擦、刮背俞穴，局部以腰骶部为主。

④摩、擦、拍左侧肘窝及前臂手厥阴心包经。

⑤摩、擦、拍左侧足三里穴、血海穴及其附近。

⑥擦、拍右侧腘窝。

⑦平躺于砭石床。

二诊：月经正常，无其他不适症状，脉缓滑。医院检查未见宫颈粘连。遂予以保健治疗。

治疗：①刮头部。

②擦、刮右肩井穴。

③擦、刮背俞穴及督脉，局部以腰骶部为主。

④摩、擦、拍右侧肘窝及前臂手厥阴心包经。

⑤摩、擦、拍右侧足三里穴及其附近。

⑥擦、拍左侧腘窝。

⑦轻拍腹股沟。

⑧平躺于砭石床。

后连续随访6个月，患者未再见宫颈粘连。

按语：患者以闭经为主诉，此属女子气机疏泄失司。行影像学检查，诊断为宫颈粘连，此亦属肝藏生发不利。治疗以疏肝和胃、调养气血为主。

两次诊疗皆以基础套路为主，这是因患者气血较弱，故以基本手法轻助气机运转，在刮背部时着重治疗腰骶部，是为解患者所忧症状，着重调整腰骶部以疏泄局部气机，拍法加上血海，是为引导胞络瘀滞下行，涵养气血。二诊治疗加上督脉，为进一步升发阳气。一诊摩、擦、拍右侧肘窝及前臂手厥阴心包经，二诊摩、擦、拍右侧足三里穴及其附近，左右交替，调畅厥阴经、阳明经，以安和胃气，化痰祛湿。一诊擦、拍右侧腘窝，二诊擦、拍左侧腘窝，振奋膀胱经以清利湿浊。二诊轻拍腹股沟，是正气较前恢复后，进一步宣散腹内郁闭之气。两次诊疗皆平躺于砭石床以助正气恢复。

病例五：肩周炎

姓名：李某；性别：女；年龄：55岁；就诊日期：2000年7月15日

主诉：左肩部刺痛伴活动受限半年。

现病史：患者半年前无明显诱因出现左肩部刺痛，伴左上肢上举受限，劳累后加重。迁延不愈，遂来本门诊就诊。

刻下症见：左肩部刺痛伴活动受限，劳累和活动后加重。纳可，寐差。舌暗紫，脉沉细。

中医诊断：痹症

西医诊断：肩周炎

治疗：①刮头部。

②擦、拍左侧肩井穴。
③擦、刮左侧肩部。
④擦、拍左侧天宗穴。
⑤擦、拍左侧肘窝。
⑥擦、刮背俞穴。
⑦擦、拍左侧臂臑穴。
⑧擦、刮左侧，由肩峰至桡骨茎突部。
⑨擦、拍左侧足三里及其附近。
⑩擦、拍右侧腘窝。

经治疗，患者症状即刻缓解，左上肢无不抬举受限。

二诊：患者自诉肩部症状消失，活动灵便。舌质淡红，舌苔薄白。脉平稳。遂予以保健。

治疗：①刮头部。
②擦、拍右侧肩井穴。
③擦、刮右侧肩部。
④擦、拍右侧天宗穴。
⑤擦、拍右侧肘窝。
⑥擦、刮背俞穴。
⑦擦、拍右侧臂臑穴。
⑧擦、拍右侧足三里及其附近。
⑨擦、拍左侧腘窝。

按语：患者以肢体关节症状为主诉，病症简单，以疏通局部气血、恢复胃气、强壮筋骨为主要治则。

两次诊疗皆刮头部，擦、刮背俞穴，以振奋头部和背部阳气。首诊擦、拍左侧肩井穴，擦、刮左侧肩部，擦、拍左侧天宗穴，以振奋左肩部气血。二诊擦、拍右侧肩井穴，擦、拍右侧天宗穴，以振奋右肩部气血。此为接触肩周炎症状而设。

首诊和二诊分别擦、拍左侧肘窝擦、拍右侧肘窝，擦、拍左侧臂臑穴和右侧臂臑穴，以振奋左右手三阴经和手三阳经功能，先左后右顺序符合心肺主血脉，优先促进心肺气血循行思想及通畅手阳明大肠经的思路。一诊擦、刮左侧，由肩峰至桡骨茎突部，擦、拍左侧足三里及其附近，并擦、拍右侧腘窝。二诊擦、刮背俞穴，擦、拍右侧足三里及其附近，擦、拍左侧腘窝，体现上病治下、先左后右、上下交叉对应思想。

跋

经过编委会近一年的辛勤耕耘，本书终于完稿了。本书是用中医系统论原理阐发砭石疗法诊疗理论、取效机制的开山之作，也是系统中医学体系进一步向实践深入、日趋完善的一个见证。编委会成员积极进取，通力合作，在研究“人的复杂性研究”的时代浪潮之中努力开垦出一块罕有人至的处女地。

本书的创作缘起于我与薛公佑弟子的一次交谈。当时我论及系统中医学研究方兴未艾，尚有待进一步深入，需要找到深化研究的突破口，进一步向临床落实，将传统中医学理论、技法诠释成现代人所能理解与接受的新体系。彼时，薛公佑的砭术老师宋振虎院长也在为砭石疗法的前景担忧。砭石疗法作为中医最古老的医术之一，在当前普及度不高，尚缺乏系统的教材以便教学、传播，人们对砭石疗法存在许多误解，甚至在中医界有被边缘化趋势。比如以为砭石仅仅是割痈排脓的工具，砭石疗法在高校也未列入正式课程教学。于是，经薛公佑介绍，便将宋振虎先生引见于我，以为或许能够解决双方所遇到的瓶颈。我与宋振虎先生一见如故，皆认识到砭石疗法与系统中医学理论结合的价值与必然性，遂决定一起编写一部著作，以中医系统论原理来阐发中医砭石疗法的理论、机制与操作手法。

在本书的选题申报、提纲草拟、样章编写、正文撰写，以及在我和宋振虎院长之间的沟通过程中，薛公佑做了大量工作。宋振虎院长将他多年积累的砭石疗法的经验无私奉献，并对本书撰写提出指导性意见，为我们整理和研究提供了基础。

在本书撰写过程中得到祝世讷教授支持，衷心感谢祝世讷教授在 81 岁高龄为本书作序！衷心感谢中国中医药出版社的大力支持，本书得以完稿，并付梓出版，编辑功不可没。

本书的编写还受到了中国中医研究院中医基础理论研究所马晓彤教授的支持，为本书的编写提供了建设性的意见。本书部分手法还来源于薛公佑在过往练习砭术发劲技巧之时，求教于教授其武术的王锦师父，在此一并表达感谢。

本书是以中医系统论思想来详细解读传统中医学砭石诊疗方法的开山之作，时间所限，一些思考尚不得充分演绎、沉淀，讲解的内容尚以原则性纲领为主，故本书名为《纲要》，仅为学者提供一个系统思维的入手门径。书中临床各篇中的手法套路是治疗各系统病症的基本方法，在使用时可以依据砭术的施术原则灵活调整。习练日久，手法功夫日渐精熟，对医理的领悟亦会融会贯通。更重要的是，可以对中医系统论中“天人本一”的见解有更深刻的体认，由祛病救人的医道悟及修身齐家、担当天下的圣人之道。

中医之道浩瀚精深，系统科学亦是博大精妙之学，本书尝试将两门深奥的学问相互贯通，如有瑕疵纰漏之处，恳请各位同道斧正，是为记。

参考文献

[1] 耿乃光．新砭石疗法［M］．北京：学苑出版社，2008.
[2] 孟竞璧，孟子敬．砭石学［M］．北京：中医古籍出版社，2007.
[3] 甘笃，俞冬青，杨华元．砭术学［M］．北京：中国医药科技出版社，2018.
[4] 中华中医药学会．砭术［M］．北京：中国中医药出版社，2010.
[5] 范业伟．砭术治疗初探［M］．北京：中国中医药出版社，2006.
[6] 马淑然．中医系统论原理［M］．北京：中国中医药出版社，2021.
[7] 祝世讷．中医学原理探究［M］．北京：中国中医药出版社，2019.
[8] 金观源，相嘉嘉，金雷．临床针灸反射学［M］．北京：清华大学出版社，2014.